医药信息检索技术与写作

时雪峰　龚　宏　王孝红　编著

清华大学出版社
北京交通大学出版社
·北京·

内 容 简 介

为了加强高职高专院校学生技术信息获取意识和能力的培养，以及终身学习能力的培养，本书从终身学习理念入手，以网络资源、中文信息资源为主，全面介绍了信息检索原理、检索方法、检索工具、技术信息获取渠道和技术信息的利用。

本书特别根据高职院校学生培养重要环节的顶岗实习小结与总结的写作要求，有针对性地编写出顶岗小结与总结章节，就如何做好顶岗位实习，收集信息，学做结合，总结提高等进行了详尽的指导，不仅指导学生如何提高顶岗实习质量，得到更大收获，同时也能有效地提高学生的信息收集能力、广泛而全面地吸取有用信息的能力，进而提高写作能力。

本书深浅适当，以够用、适用为原则，既可作为三年制医药类、工科类高职高专院校学生教材，也可作为高等院校、科研机构、企事业单位科技人员及图书、信息部门有关工作人员参考和培训用书。

本书封面贴有清华大学出版社防伪标签，无标签者不得销售。
版权所有，侵权必究。侵权举报电话：010-62782989　13501256678　13801310933

图书在版编目（CIP）数据

医药信息检索技术与写作 / 时雪峰，龚宏，王孝红编著. —北京：北京交通大学出版社 ：清华大学出版社，2023.3
ISBN 978-7-5121-4853-6

Ⅰ. ①医… Ⅱ. ①时… ②龚… ③王… Ⅲ. ①医药学–信息检索–高等职业教育–教材 ②医药学–应用文–写作–高等职业教育–教材 Ⅳ. ① R

中国版本图书馆 CIP 数据核字（2022）第 246488 号

医药信息检索技术与写作
YIYAO XINXI JIANSUO JISHU YU XIEZUO

责任编辑：韩素华
出版发行：清 华 大 学 出 版 社　　邮编：100084　　电话：010-62776969
　　　　　北京交通大学出版社　　邮编：100044　　电话：010-51686414
印　刷　者：北京鑫海金澳胶印有限公司
经　　　销：全国新华书店
开　　　本：185 mm×230 mm　　印张：14　　字数：320 千字
版　印　次：2023 年 3 月第 1 版　　2023 年 3 月第 1 次印刷
印　　　数：1～3 000 册　　定价：39.00 元

本书如有质量问题，请向北京交通大学出版社质监组反映。对您的意见和批评，我们表示欢迎和感谢。
投诉电话：010-51686043，51686008；传真：010-62225406；E-mail：press@bjtu.edu.cn。

序

　　文献信息检索能力，是当代大学生必备的能力之一。眉山药科职业学院的人才培养目标是生产一线需要的技术技能型人才。社会发展、科技进步，人们需要不断地更新、完善自己，以适应职业需要、适应社会对人才能力的需要，学校建校之初就非常重视学生终身学习能力的培养。

　　开设文献信息检索课，是我们培养学生终身学习能力的一个重要窗口。眉山药科职业学院图书馆从第一届学生起就开设了这门课程，并根据本校专业教学需要编写了这本适用于医药卫生类高职学生培养的专用教材。

　　本书主编为从事文献检索课30多年的研究馆员，不仅学术造诣高，而且教学经验丰富，从2005年起，该作者所编写的《科技文献信息检索与利用》一书至今已出第5版，该书被一百多所高职高专、成人本科学校选作文献检索课教材。在该书内容基础上，主编与其他主要编写人员共同编写了本书，已在眉山药科职业学院经过三年试用，期间作者们深入教学一线，吸收各院系老师的建议，不断地修改和完善本书内容，使之符合人才培养需要，体现了编写人员精益求精的治学精神。历经三年的使用及修改完善，目前已趋于成熟，即将付梓。

　　本书从终身学习理念入手，以网络资源、中文信息资源为主，全面介绍了信息检索原理、检索方法、检索工具、技术信息获取渠道和技术信息的利用。在检索方法的介绍上详尽周密，并附以大量的实例及图例。在标准文献、专利文献、科技档案文献和自主学习资源等章节的介绍上，特别突出它们作为实用技术信息源在终身学习中的作用，成为本书的一大优势。

　　本书根据高职院校学生培养重要环节的顶岗实习小结与总结的写作，有针对性地编写出该章，就如何做好顶岗位实习，收集信息，学做结合，总结提高等进行了详尽的指导，不仅指导学生如何提高顶岗实习质量，得到更大收获，同时也能有效地提高学生的信息收集、分析、处理能力，并提高写作能力。

　　希望编写的作者再接再厉，在学生终身学习能力培养上不断耕耘，作出更大的贡献。

2023年2月

前 言

文献信息检索与利用是一门应用性极强的课程，在此之前，已有很多参考教材，较全面地介绍了文献信息检索的基本原理及方法。但纵观现有的教材，整体结构大同小异，内容编排上都理论有余，应用不足。尤其对于着重培养实用型、应用型技能人才的高职高专院校而言，更是如此。近期许多教材的编写向浅显、大众、通俗方向上转变，增加了许多生活适用的信息检索与应用，原来以理论、学术见长的教材亦转向实用。目前的信息检索技能，已前伸至中小学，普通检索技能已成为中小学生必须掌握的技能，对于高等院校开设的信息检索课如何与中小学开设的检索课进行对接，如何做好高等教育的信息素养技能培养，区别中小学的教育，合理划分中小学与大学两种不同层次院校在信息素质培养中的任务和定位，如何划定各自的职责和重点，在学习内容、方式、要求等方面进行有机的衔接，应该引起重视。

为适应高职院校学生文献信息技能学习的需要，本书突出了实用性的主导思想原则，针对高职学生学习及未来职业生涯的需要精选内容，压缩基础理论，取消国外文献信息检索，增加网络开放信息资源等内容。并以标准信息检索、专利技术信息利用、医药档案资料利用和新增网络开放存取信息资源等章节为重点，特别注重深度和难度的把握，以培养学生迅速获取生产实践中有价值的实用技术信息能力，使本书在培养学生的终身学习技能、技术信息获取意识和能力的特点更加突出。同时结合多种信息检索工具，深度适中地介绍检索技巧、检索方法及对检索结果的有效利用，具有良好的实用性，本书也注重为学生未来进入职场做一定的信息资源储备。

本书具有以下几个特点。

（1）注重医药行业技术信息获取意识和利用的技能培训，实践性强。深度、难度把握适当。

（2）对各类检索工具的介绍，不同于普通文献信息课教材，而是从技术信息的获取这一全新角度入手，使本书更适用于高职院校培养目标的需要。

（3）本书采用了数据库最新界面和功能，增加了网络开放存取信息源的介绍。

（4）努力反映最新信息检索技术及工具情况，特别是在网络信息部分，兼顾高职院校实际情况及需要，有选择地介绍。

（5）增加顶岗实习小结与总结写作篇章，有利于指导高职学生做好顶岗实习。

（6）注重医药行业标准、规范、档案类内容的介绍，且书中的检索实例均来自实际工作。

（7）为解决部分学校检索工具不足的问题，本书教学课件特别注重检索实例演示。教学课件可与作者联系索取，联络方式：

邮箱：574797224@qq.com

也可向出版社编辑索取。

（8）为保持教材内容与信息环境的一致性，编者将不定期地对教材内容进行更新。

本书主要作者均讲授高职院校文献信息检索与利用课程二十年以上，有丰富的实际教学经验。

本书各章编写人员如下：第 1、4、5、6 章由时雪峰、龚宏编写；第 2、8 章由龚宏编写；第 3 章由时雪峰、王孝红编写；第 7 章由龚宏、时雪峰编写，第 9 章由王孝红、龚宏编写；时雪峰、龚宏对全书进行了统稿。曾琴负责校对工作。

本书在编写过程中，得到眉山药科职业学院校长曾晓荣教授、药学院徐正教授、中药与营养保健学院院长李巧云教授的指导，在此一并表示感谢。

本书在编写过程中有不妥之处，请各位专家和读者批评指正。

编者

2023 年 2 月

目　录

第 1 章　文献检索基础知识 ··· 1
　　1.1　信息概述 ··· 1
　　1.2　文献信息的类型 ··· 2
　　1.3　文献的等级 ··· 7
　　1.4　文献信息检索的基本原理 ·· 7

第 2 章　网络信息资源检索 ·· 18
　　2.1　网络信息检索技术 ··· 18
　　2.2　网络搜索引擎 ·· 23

第 3 章　中文图书检索 ··· 38
　　3.1　中文工具书及检索 ··· 38
　　3.2　中医药文献 ··· 44
　　3.3　书刊目录检索系统 OPAC ·· 45
　　3.4　电子图书数据库 ··· 53

第 4 章　期刊信息检索 ··· 71
　　4.1　中文期刊信息资源简介 ··· 71
　　4.2　期刊的特征 ··· 71
　　4.3　中国知识基础设施工程 ··· 72
　　4.4　万方数字化期刊全文数据库 ··· 89
　　4.5　维普网 ·· 98
　　4.6　超星期刊 ··· 100

第 5 章　标准文献信息检索 ·· 102
　　5.1　标准概论 ··· 102
　　5.2　中国标准 ··· 108

第 6 章　专利文献信息检索 ·· 133
　　6.1　专利的基本概念 ··· 133

I

6.2　国际专利分类法 ·········· 141
　　6.3　专利文献信息检索 ·········· 142
　　6.4　常用国内专利检索系统 ·········· 147
　　6.5　商标权 ·········· 154
　　6.6　著作权 ·········· 155
　　6.7　专利文献的利用 ·········· 157

第7章　科技档案的利用 ·········· 159
　　7.1　科技档案的概念 ·········· 159
　　7.2　科技档案的属性 ·········· 160
　　7.3　科技档案的特点 ·········· 160
　　7.4　科技档案的种类 ·········· 162
　　7.5　科技档案的作用 ·········· 163
　　7.6　科技档案的内容 ·········· 164
　　7.7　科技档案的载体及类型 ·········· 169
　　7.8　科技档案的分类 ·········· 169
　　7.9　科技档案的检索 ·········· 169
　　7.10　科技档案的利用 ·········· 172

第8章　网络开放资源检索 ·········· 174
　　8.1　网络开放资源特点 ·········· 175
　　8.2　网络免费资源介绍 ·········· 177

第9章　毕业论文、顶岗实习小结及报告的撰写 ·········· 196
　　9.1　毕业论文的撰写 ·········· 196
　　9.2　毕业论文查重及学术不端 ·········· 201
　　9.3　顶岗实习小结与总结的撰写 ·········· 202

参考文献 ·········· 214

第 1 章 文献检索基础知识

文献,是用特定符号记录知识的一切载体的总称。承担汇集和传承人类文化知识的文献,在信息时代的今天,更成为人类社会不可或缺的宝贵资源。信息时代的特点之一是,技术发展促使人们必须不断学习才能跟上技术发展的步伐,没有任何人可以一生仅从事一项工作,即便如此,这项工作的内容本身也会随着技术进步而不断地变化更新,以实现与时代发展同步,才不被时代淘汰,而从事各项工作的人,也必须随着工作内涵的发展不断地学习,这一学习过程会伴随人的终生。即使是不从事任何工作,同样需要掌握新技术为生活带来的各项变化,才能享受更新更美好的生活。所以通过学习改变自身,适应工作、生活的需要,已成为人们生存的基本要求,终身学习的理念由此产生。

技术发展使得新信息随时随地产生,并在不断地动态传播中。信息数量的增长,表现在文献上,就是文献数量以惊人的速度迅猛增长,使得人们处于文献信息的海洋中,增加了查找需用信息的难度。人们在查找需用信息上花费的时间和精力越来越多,因此掌握快速有效的查找、获得需用信息的技能成为信息时代人们的必备技能。文献信息检索就是传授如何在巨量的文献信息中,科学、快速、准确地查找到个人所需要的有用信息的技能和方法的一门学科。

文献信息检索的检索对象是文献信息。检索的目的是得到个人所需的有用信息。检索过程中必须借助一系列特殊的工具,如果说文献信息资源是一座巨大的知识宝库,检索工具就是开启宝库的地图和钥匙。本书的主要目的就是掌握信息检索的方法和技巧,获得终身学习的能力。

1.1 信息概述

1.1.1 信息概念

现代的人们对信息二字已经非常熟悉,在国家标准《信息与文献 术语》(GB/T 4894—2009)中的定义是:被交流的知识,涉及事实、概念、对象、事件、观念、过程等。

关于信息的众多学说有，美国数学家、信息论的创始人香农认为：信息是有新知识、新内容的消息；而另一位信息论创始人之一维纳认为：信息是区别于物质、能量的第三类资源。

从以上关于信息的定义可以看出，信息是物质存在的一种方式，但又区别于物质和能量。信息是资源的一种，在当代，信息更是最重要的资源。

信息的重要性，已经被所有人所认识。信息的争夺，已经成为国际、国家、地区、行业、群体、个人的获取目标，大到世界和平、国家存亡、经济发展，小到个人或事件成功，无处不显示信息的作用，所以获取信息已经成为最重要的资源，已成为当代社会和每一个社会成员获取目标和决定重要的行动动机的决策依据。

对于信息的获取和掌握，不同的地区、行业、群体能力不同，人们的需求不同，对信息的关注度和关注类型也不相同，这就产生了信息获取能力的差别。如每个大学生都经历过的高考填报志愿，不同地区、学校、家庭，对报考中如何选择院校及专业，因信息掌控和辨别能力不同，最后的结果也不同。而每年都有由于信息不畅造成农产品生产过剩或滞销损失等。这些事例都说明，具备一定的信息获取、掌握和分析利用能力，已经成为当代社会每个成员的必备能力。

1.1.2　信息特点

信息作为一种现代资源，它具有以下特点。

（1）传递性特点，信息通过传递，产生作用，体现价值。通过传递的信息才有生命力和产生价值。

（2）依附性特点，信息存在于口述、书面、广播、电视、存储设备、网络等载体中。

（3）客观性特点，信息是否被感知，它都是客观存在的。

（4）共享性特点，信息可以复制，为众人拥有、共同享用，信息本身不减少，但对于拥有者来说，信息作用产生的价值会有影响。

（5）转换性特点，信息可以在多种载体符号，如图像、文字、计算机代码中进行转换。

（6）可加工性特点，信息可以进行加工，经过汇总、整理、归纳，去粗存精。

（7）时效性特点，信息有时效性，也就是在一定时期内有效，所以需要快速在有效期内获得。

（8）可存储性特点，信息可存储于多种载体中。

掌握信息的特点，可帮助人们更好地获取和利用各种信息。信息，特别是经过精选的文献信息更具有现实意义。

1.2　文献信息的类型

文献信息，是信息中经过汇集、整理、加工以记录符号存储在载体上的信息。

文献信息的类型依据载体形态可以分为纸质和数字载体，按出版方式分图书、期刊、专利文献、科技报告、学位论文、会议文献、标准文献、科技档案、产品技术资料、政府出版物、报纸、声像资料、数字出版物、网络出版物等类型。掌握文献信息的类型有助于全面地查找、掌握所需信息。

1. 图书

图书是以印刷方式单本刊行的，内容成熟、资料系统、有完整定型的装帧形式。图书按内容可分为教科书、科普读物、辞典、手册、百科全书等。特点是内容较系统、全面、成熟、可靠，但出版周期较长，信息更新速度相对较慢。图书重要的外部特征之一是有国际标准书号（ISBN），书号规定印在图书的封底下方，如：ISBN 978-7-5121-0414-3。

2. 期刊

期刊是指名称固定、开本一致，围绕一个主题，汇集了多位著者文章，定期或不定期出版的连续出版物。期刊内容新颖，报道速度快，信息含量大，是传递科技情报、交流学术思想的主要文献形式之一。期刊情报约占整个情报源的60%~70%，它与专利文献、科技图书三者被视为科技文献的三大支柱，也是检索工作中利用率最高的文献源。大多数检索工具也以期刊论文作为报道的主要对象。对某一问题需要深入了解时，较普遍的办法是查阅期刊论文。

期刊论文重要的外部特征之一是有国际标准刊号（ISSN），如：ISSN 1001-8867。

3. 专利文献

专利文献主要是指专利说明书，即专利申请人为取得专利权，向专利主管机关提供的该专利的详细说明书。广义的专利文献还包括专利公报（摘要）及专利的各种检索工具。

专利文献的特点是：数量庞大、报道快、学科领域广阔、内容新颖、具有实用性和可靠性。由于专利文献的这些特点，它的科技情报价值越来越大，使用率也日益提高，对于工程技术人员来说，是一种启迪思维、激发技术奇思妙想、掌握行业技术水平的重要信息源。

4. 科技报告

科技报告，又称研究报告或技术报告。是指国家政府部门或科研生产单位关于某项研究成果的总结报告或是研究过程中的阶段进展报告。报告的特点是各篇单独成册，统一编号，由主管机构连续出版。在内容方面，报告比期刊论文等更专深、详尽、可靠，是一种不可多得的获取最新信息的重要文献信息源。

科技报告可分成技术报告、技术备忘录、札记、通报等几种类型。报告因涉及尖端技术或国防问题等，分绝密、秘密、内部限制发行和公开发行几个等级。国际上著名的科技报告为美国政府的四大报告，即PB报告、AD报告、NASA报告和DOE报告。

5. 学位论文

学位论文是指为申请硕士、博士等学位而提交的学术论文。学位论文的质量参差不齐，但都是就某一专题进行研究而做的总结，多数有一定的独创性。学位论文对研究课题探讨全面且专深，从中可全面了解题目的整体研究概况。学位论文是非卖品，除极少数以科技报告、期刊论文的形式发表外，一般不出版。学位论文由于是在教师指导下进行撰写的，学校对论文实行严格的审查，其选题严谨，观点、论点可靠性高，且造假抄袭少，已成为首选的参考文献之一。

目前国内已有万方数据公司的学位论文数据库、中国知网的中国优秀博硕士学位论文全文数据库等商业数字产品，可供查找学位论文使用。此外，各校图书馆建设的本校学生论文数据库，也可供本校师生阅读参考。

6. 会议文献

会议文献是指各种科学技术会议上所发表的论文、报告稿、讲演稿等与会议有关的文献。会议文献学术性强，往往代表某一领域内的最新成就，反映了国内外科技发展水平和趋势，其常用的名称有大会（conference）、小型会议（meeting）、讨论会（symposium）、会议录（proceeding）、单篇论文（paper）、汇报（transaction）等。其主要特点是：传播信息及时、论题集中、内容新颖、专业性强、质量较高，但其内容与期刊相比可能不太成熟。

7. 标准文献

标准文献是指标准化工作的文件，是技术标准、技术规格和技术规则等文献的总称。一个国家的标准文献反映该国的生产工艺水平和技术经济政策，而国际现行标准则代表了当前世界水平。国际标准和工业先进国家的标准常是科研生产活动的重要依据和情报来源。作为一种规章性文献，标准文献具有一定的法律约束力。国际上最重要的两个标准化组织是国际标准化组织（ISO）和国际电工委员会（IEC）。

8. 科技档案

档案是数量最大的一类文献信息。档案的类型很多，其中科技、技术档案是技术人员重要的参考文献。科技、技术档案是指单位在技术活动中所形成的技术文件、图纸、图片、原始技术记录等资料，包括任务书、协议书、技术指标、审批文件、研究计划、方案、大纲、技术措施、调研材料、技术合同等，是生产建设和科研活动中的重要文献。科技、技术档案具有保密和内部使用的特点，一般不公开，有些有密级限制，因此在参考文献和检索工具中极少引用。

9. 产品技术资料

产品技术资料包括产品目录、产品样本和产品说明书。用来介绍产品的品种、特点、性能、结构、原理、用途和维修方法、价格等。是产品安装、使用、维护的最重要的技术资料，是技术人员的工具性资料。产品技术资料作为产品的一部分，由生产厂家随产品一并提供，一般由使用单位的技术档案部门负责管理保存，应注意这类资料的收藏保存。

10. 政府出版物

政府出版物是指各国政府部门及其设立的专门机构发表、出版的文件，可分为行政性文件（如法令、方针政策、统计资料等）和科技文献（包括政府所属各部门的科技研究报告、科技成果公布、科普资料及技术政策文件等）。政府出版物的特点是：内容可靠，与其他信息源有一定的重复。借助于政府出版物，可以了解某一国家和部门的科技政策、经济政策等，而且对于了解其科技活动、科技成果等有一定的参考作用。

11. 报纸

报纸是有固定名称，以刊载各类最新消息为主的出版周期短的定期连续出版物。报纸具有内容新颖、报道速度快、出版发行量大、影响面宽等特点。阅读报纸，是收集最新科技信息的有效途径。但报纸受篇幅限制，报导内容篇幅短小、不详细、不具体、不系统。目前报纸的载体"纸"受新载体影响，"纸"报已经大幅萎缩，数字报纸占据较大市场，未来几年，报网融合成为趋势。

以上文献是按文献出版的内容区分，以下几种则是按文献载体或记录形式区分，即，在以下几种载体中的文献既可以是图书，也可以是报纸，还可以有多种类型同时存在。

12. 声像资料

声像资料是一种非文字形式的文献。传统的声像资料包括录像资料和录音资料。常见的有各种视听资料，如唱片、录音带、电影胶片、激光声视盘（CD-ROM）、幻灯片等，目前多已逐步淡出。

声像资料是指以感光材料为载体，采用光学感光或磁转换技术记录声音和图像的文献信息源。包括电影、幻灯片、唱片、录音带、录像带等。主要特点是直接通过声音和图像传递知识信息。声像资料的特点是能给人以直接的感官感觉，在帮助人们观察科技现象、学习各种语言、传播科技知识等方面有独特的作用。现代信息已经数字化，集文字、图片、音频、视频等一体的现代文献也由集多功能一体的计算机、手机、手持上网设备等阅读。

13. 数字出版物

数字出版物是指以数字代码方式将图、文、声、像等信息存储在磁光点介质上，通过计算机或具有类似功能的设备阅读使用的文献，也称计算机阅读型读物，有信息量大、查找迅速、功能强大的优点，其无与伦比的优点使其近年发展迅速，已成为主要文献类型之一。特别近年推出的电子纸技术，为数字出版物提供了新的载体，计算机、手机、电子阅读器阅读已经成为读者常用的阅读方式。从发展的眼光来看，未来的文献将是数字文献的世界，这个预言的实现并不遥远。

14. 网络出版物

随着计算机技术，特别是网络技术的发展和普及，超文本、超媒体（hyper multimedia）、集文字、声音、图像于一体的网络出版物通过计算机网络出版发行的正式出版物越来越多。通过互联网，检索者可以从任一节点开始，检索、阅读到各种数据库、联机杂志、电子杂志、电子版工具书、报纸、专利信息等相关信息。网络为数字文献的传播、利用提供了渠道，使得传统的文献阅读向现代文献阅读发展，特别一些流行的网络平台，发布作品速度快，得到人们的喜爱，传播快速而且广泛。

网络出版物的主要特征如下。

（1）传递网络化。用户可以通过网络方便地存取、检索与下载，而且不受时间、地点、空间的限制。

（2）检索功能强，检索途径多，检索速度快。

（3）发行周期短、内容更新快、信息获取及时。

（4）安全性差，易受计算机病毒及网络"黑客"的攻击。

（5）版权问题无保障。

15. 移动阅读设备

移动互联网、3G/4G/5G 技术的迅速发展，为人们的阅读提供更好的方式，移动阅读以其极大的便携性、移动性、内容丰富性、形式多样性、阅读社会性、互动性，以及环保成本低等优势，成为当代阅读的一大主要特点，进入每位社会成员的生活，并成为生活、学习的一部分。

移动阅读设备目前主要为上网笔记本、手机、电子阅读器等。

手机有携带方便、普及率高、接收信息便捷等优势，已成为占领读者阅读的首选工具。但由于屏幕尺寸、文献格式和存储量等原因，多用于等候、旅途、休闲等阅读时段。由于手机制造商、软件商和数据供应商的共同努力，手机已可阅读各类声像视频文献，并进行文档处理、运行各种小程序等，功能十分强大，俨然是一部随身小计算机，目前已经成为主要阅读工具。

上网笔记本的体积、阅读舒适度适中，但存储量大，可安装各类应用软件，功能强大，能作多种用途使用，阅读文献不受格式限制。目前为占领更多的读者阅读空间、时间，正向体积更小，质量更小，阅读更舒适、价格更低方向发展，以增加与其他移动阅读设备的竞争力。

电子阅读器有体积小、质量小、存储大、阅读舒适等特点。其主要特点是使用电子墨水技术（E-ink）使其阅读舒适感超过纸质文献，由于是专用于文献阅读的设备，其阅读功能非常完善，文献可以听、可以看，字体可变大小、支持图形、彩色、多媒体。但与其他移动阅读设备相比，由于其功能过于单一，阅读资源保障上存在一定问题，以及使用群体定位不准确、读者市场占有率低等原因，目前已经处于弱势。

由于移动阅读的便利性，移动资源获取的便利性，移动阅读将是读者未来的主要阅读选择，而移动阅读设备最终以多功能、捷带方便和资源获取便捷者胜出。

1.3 文献的等级

按对文献的加工层次，人们习惯将文献分为一次文献、二次文献、三次文献。了解文献等级的目的是明确不同等级文献的特点，以便有针对性的选取和利用。

1. 一次文献

一次文献是人们直接从生产、科研、社会活动等实践中产生、创作、撰写的原始文献，是获取文献信息的主要来源。一次文献包括期刊论文、专利文献、科技报告、会议录、学位论文、档案资料等，具有创新性、实用性和学术性等特征。

2. 二次文献

二次文献是在一次文献的基础上加工后产生的产品，是检索文献时所利用的主要工具。它是将大量分散、零乱、无序的一次文献进行整理、浓缩、提炼，并按照一定的逻辑顺序和科学体系加以编排存储，使之系统化所形成的。二次文献具有明显的汇集性、系统性和可检索性，它的重要性在于使查找一次文献所花费的时间大大减少。其主要类型有题录、目录、文摘、索引等。

3. 三次文献

三次文献是对现有成果加以评论、综述并预测其发展趋势的文献。通常是围绕某个专题，利用二次文献检索搜集的大量相关文献，对其内容进行深度加工而成的，具有较高的实用价值。属于这类文献的有综述、评论、评述、进展、动态等。

在未来以网络、数字文献为主的阅读中，文献发表方式、渠道更多，文献转载、节选等的限制难度加大，使文献的等级分辨难度加大。

1.4 文献信息检索的基本原理

在当代，文献信息数量巨大，每年都有巨量文献的出版发行，要在其中找到所需文献，特别是在终身学习过程中,读者自行找寻所需文献时,会有不知信息在何处、查找不到、查找结果太多等问题,因此必须掌握一定的查找(也就是检索)技能,借助检索工具,查找到所需文献。

1.4.1 检索工具的类型

文献信息检索工具,也就是查找文献时使用的工具,在现代信息检索中使用的检索工具,是在传统纸质检索工具基础上发展而来的,沿用了部分格式、方法。

以下检索工具的类型,在文献数据库中会经常见到、用到。一般数据库都会同时提供多种类型的检索工具,以更方便检索。

1. 目录

目录是以单独出版物为报导单位(按"本"报导文献),揭示文献外表特征的检索工具。目录是图书、期刊或其他出版物常用的一种形式,对文献外部特征进行揭示和报导,不涉及书中的具体文章和内容,一般记录外部特征,如书名(刊名)、著者、出版项和载体形态等。目录的种类主要有篇名目录、著者目录、分类目录和主题目录等。

【例1-1】篇名目录。

(1)幼儿智力开发

(2)营销策略

(3)人工智能在计算机网络技术中的应用

【例1-2】著者目录。

(1)龚宏

(2)贺嘉

(3)贺英武

2. 题录

题录是以单篇文献作为报道单位(按"篇"报道文献),揭示文献外表特征的检索工具。题录报导信息的深度比目录深,是用来查找最新文献的重要工具。

题录报导周期较短,收录范围广,著录较为简单。著录项目通常有文献号(题录号)、文献篇名、作者及工作单位、原文出处(包括刊名、出版年、卷号、期次、起止页码)等,但没有内容摘要。

【例1-3】题录。

(1)再论建筑安全效果的提升/龚宏等. ——建筑安全,2017(8).

(2)药与毒,那朵关乎健康的"双生花"/徐正. ——现代商业银行,2017(3).

(3)人工智能在计算机网络技术中的应用/贺英武. ——电子测试,2019(2).

3. 文摘

以单篇文献作为报道单位，揭示外表特征和内容特征的检索工具。读者通过阅读文摘内容就可以很快地掌握文献的基本内容，从而决定文献的取舍，起到筛选文献的作用。文摘的著录项目是在题录基础上增加了内容摘要项。因此，文摘的检索功能较之题录要强一些。每条文摘都是由题录和文摘正文两部分组成的。

【例 1-4】文摘。

（1）再论建筑安全效果的提升/龚宏等. --建筑安全，2017（8）.

探讨建筑安全教育效果不理想的原因，从实践中发现个别安全素质差且影响力强的人员负面影响对安全教育效果影响大，文章从新的角度探讨了原因及对策方法。

（2）药与毒，那朵关乎健康的"双生花"/徐正. --现代商业银行，2017（3）.

人体有一定的抗毒能力，而一些损伤的器官或组织也有修复和再生的能力。慢性毒性的积累，实际上是因药物每次的损害超过了这期间机体自我修复的能力。常遇到一些朋友，当得知使用的药物有些不良反应时会感到不安。其实人们不妨"换位思考"，从毒物的角度来看待药物的毒副反应。既要巧妙地利用药物来治病，还得警觉毒物发威。

（3）人工智能在计算机网络技术中的应用/贺英武. --电子测试，2019（2）.

对于人工智能技术的研究，对于计算机网络信息技术的发展具有推动作用。所以本文就将基于人工智能发展，及其在计算机信息网络技术中进行应用的重要性进行论述。

以上三种类型的检索工具对比对文献的描述和揭示是逐步详尽和加深的，目录形式很简洁，便于快速浏览，文摘形式提供信息多，各有千秋，目前的文献数据库大都同时提供这三种类型，使用时可根据需要选择。

4. 索引

索引是揭示具有重要检索意义的内容特征标识或外部特征标识，按照一定顺序排列，并注明文献条目线索的检索工具。

索引是一种附属性的检索工具，主要起检索作用，索引建立的按特征排序，可实现快速查找的作用，它不但广泛应用于各种类型的文献中，也广泛应用于各种检索工具中。索引常常附于检索工具的后部，但也有的工具本身全部是由索引构成。索引由索引款目和参照系统两大部分构成。索引款目是索引的主要组成部分。索引由 3 部分组成：标目、说明语、材料出处或地址。在各文献数据库中都提供多种索引供读者快速查找文献使用，提供的越多，越方便检索。

索引的材料出处或存储地址指明了检索出文献的线索，在文献数据库中，都直接提供全文链接。如无全文，可通过提供的出处线索再查找全文。如读秀学术搜索中的文献来源，就是使用这种方式。

5. 搜索引擎

搜索引擎是以网页为著录单元,在 Web 中自动搜索信息并将其自动索引到 Web 服务器。索引信息包括文档的地址,每个文档中单字出现的频率、位置等。网络搜索引擎很多,如比较著名的国内搜索引擎有百度、搜狐、网易、新浪爱问、搜狗、360 搜索、必应、知呼,国外的搜索引擎有 Google、Yahoo。

1.4.2 检索语言

检索语言,是读者在查找信息时,用以描述自己需要使用的语言、词汇。只有准确地表达自己检索的意图,才能快速、准确查到需要的信息。目前人们习惯使用一些词汇在百度上查找资料,所用的词汇就是检索语言。下面对几种主要的检索语言进行介绍。

1.《中国图书馆分类法》简介

《中国图书馆分类法》原名《中国图书馆图书分类法》,始编于 1971 年,先后出版了五版。从 1999 年起更名为《中国图书馆分类法》(简称《中图法》),是我国图书馆和情报单位普遍使用的一部综合性的分类法。《中图法》是按文献学科内容进行分类、组织文献的检索语言,文献信息数据库大多提供《中图法》检索文献途径,供读者从学科角度查找、了解该学科下文献信息收录情况,特别是图书馆的图书都是按《中图法》顺序在书架上排列的,所以,掌握《中图法》对于查找图书很有用处。

《中图法》是在科学分类的基础上,结合图书的特性所编制的分类法。它将全部学科分成 5 个基本部类、22 个大类。采用汉语拼音字母与阿拉伯数字相结合的混合号码,用一个字母代表一个大类,以字母顺序反映大类的次序,在字母后用数字做标记。为适应工业技术发展及该类文献的分类,对工业技术二级类目采用双字母。

基本序列是:马列主义、毛泽东思想,哲学,社会科学,自然科学,综合性图书。

基本部类及 22 个大类类目名称、类号见表 1-1,详细类目及名称请参考中图法分类表。

表 1-1 中国图书馆分类法简表

基本部类	类目代码	类目名称
马列主义、毛泽东思想	A	马克思主义、列宁主义、毛泽东思想、邓小平理论
哲学	B	哲学、宗教
社会科学	C	社会科学总论
	D	政治、法律(D922 海关法)
	E	军事

续表

基本部类	类目代码	类目名称
社会科学	F	经济（F745、F752 海关及关税）
	G	文化、科学、教育、体育
	H	语言、文字
	I	文学
	J	艺术
	K	历史、地理
自然科学	N	自然科学总论
	O	数理科学和化学
	P	天文学、地球科学
	Q	生物科学
	R	医药、卫生
	S	农业科学
	T	工业技术 TB 一般工业技术 TD 矿业工程 TE 石油、天然气工业 TF 冶金工业 TG 金属学、金属工艺 TH 机械、仪表工业 TJ 武器工业 TK 动力工程 TL 原子能技术 TM 电工技术 TN 无线电电子学、电信技术 TP 自动化技术、计算技术 TQ 化学工业 TS 轻工业、手工业 TU 建筑科学 TV 水利工程
	U	交通运输
	V	航空、航天
	X	环境科学、安全科学
综合性图书	Z	综合性图书

由于中图法检索语言的扩充性差，普通人使用掌握有一定的障碍，目前文献收藏单位主要用于纸质文献排架使用，这样能保证文献按学科内容集中有序地排列存取，所以读者必须了解一定的中图法知识和原理，才能更好地查找并阅读图书馆丰富的馆藏。

图书馆的文献排架一般使用中图法分类号和同种书排架号组成的索书号进行排列，按中图法分类号顺序排列，分类号相同时按同种书区分号排，同种书区分号有多种，如作者姓名四角号码、种次号等。有些多卷书、连续出版物还加上年代号等区分标识。如下面一组索书号的含义为：

B2——中图法分类号，内容为中国哲学；

1038——作者姓名四角号码；

V3——此种书为多卷书，如上、中、下的下册，或者是第三分册等。

由于中图法自身特点而产生的一些限制，例如，如何准确确定文献的分类号等难以掌握，分类号助记性不强等，目前人们检索文献时已经使用不多，但在了解某一学科文献时，使用中图法比较准确、方便且全面。而且由于图书馆的纸质文献排架大多使用中图法分类号作为主要依据，此外，在图书馆购买的数字资源中，大多文献数据商的数据库检索平台也提供中图法检索途径。因此了解中图法分类取号知识仍十分必要。

2. 主题语言

主题语言是目前读者检索信息最常用的检索语言，由于其贴近读者日常使用，掌握方便，成为最主要、最常用的检索语言。网络各类搜索引擎、数据库、网站都提供主题语言检索。

1）关键词语言

关键词是指出现在文献标题、文摘、正文中，对表征文献主题内容具有实质意义的语词，对揭示和描述文献主题内容是重要的、关键性的语词。以关键词作为文献内容标识和检索入口的检索语言就叫作关键词语言。关键词不受词表控制，适合于计算机自动编制各种类型的关键词索引。由于它易掌握，成为目前的主流检索语言，各搜索引擎、数据库都提供关键检索途径。

使用关键词时注意，如果题目概念包含多层意思时，选择的关键词要能涵盖题目的全部概念，不可过少，或者有遗漏，以免查找不全；但也不可过多，一般选择2~4个。

2）纯自然语言

纯自然语言完全使用自然语言，即对一条完整的信息中任何词汇都可以进行检索。它采用全文匹配法检索，主要运用于计算机全文数据库和网络信息检索。

1.4.3 文献检索的途径

文献检索途径的选择需根据题目的已知条件所定，文献检索途径主要有以下几种。

1. 题名检索途径

属于题名检索途径的有书名目录（索引）、刊名索引、篇名索引、标准名称索引、数据库名称索引等，这些可统称为题名索引。

2. 著者检索途径

著者检索途径是指根据已知文献著者来查找文献的途径，它依据的是著者索引。著者索引采用文献上署名的著者、译者、编者的姓名或团体名称作为查找的依据。

3. 分类检索途径

分类检索途径是按照文献资料所属学科（专业）类别进行检索的途径，所依据的检索工具是分类索引。如利用中图法编制的索引。

4. 主题检索途径

主题检索途径是指通过文献资料的主题内容进行检索的途径。主题检索途径的最大优点就是直接性，主题法直接用文字作标题，表达概念准确、灵活，易于理解、熟悉和掌握。而且它把同类主题性质的事物集中起来，突破了分类途径严格的框架限制，尤其能适应现代科学发展。

以上检索途径在计算机检索中大多能同时提供，便于根据需要选择，特别是一些商业文献数据库，其强大的阅读平台，能提供更多的检索途径。

1.4.4　文献检索的步骤

在普通的文献检索中，读者习惯直接使用数据库提供的检索途径查找，并不注意文献检索的步骤和技巧，经常产生查找不到、查找不准确、查找结果过泛、查找结果不全、查找线索丢失、查找过程无法再现、结果无法核对等现象。科学地设计文献检索步骤，可以有效消除以上现象，提高检索效率。文献检索的主要步骤如下。

1. 分析研究课题

（1）分析研究课题，明确检索要求、时间、范围。分析研究课题的目的在于明确课题所要解决的问题，把握关键，有的放矢。在检索之前，首先应分析课题的内容实质、所涉及的学科范围及其相互关系，明确所要检索的文献内容、性质等，根据检索课题的要点抽出能准确反映课题核心内容的主题概念，明确主要概念与次要概念，并初步确定出检索语言的逻辑组配。

（2）根据检索课题的检索目的和要求，确定检索数据库、年限、语种、文献类型等。

目前学术搜索提供的跨库检索，可对不同类型文献，不限定时代和语种进行全面搜索，但如果限定年限、语种，文献类型等可缩小检索范围，结果更精确。

确定检索年限主要根据研究课题的背景信息（如起始年代）和研究的高峰期等来确定。一般来说，检索的时间范围应根据检索课题的具体情景而定。如进行查新检索时，就需要检索最近10年的文献，若是纯属掌握动态或解决某一个问题，则以满足需要为准，时间可长可短。

（3）确定语种。检索语种的范围主要是依据课题的检索范围要求。

（4）确定文献类型。确定文献类型时应在主题分析的基础上，根据检索目的和要求，明确课题对检索深度的要求。如果课题属于探讨基础理论性的，则所检索的文献类型应以期刊论文、会议文献的一次文献为主；如果需要查新，则应以检索专利文献为主等。

（5）分析检索的要求。分析检索的要求是查新、查全，还是查准？需要得到的是题录、文摘，还是全文？根据检索要求，归纳课题已知的检索线索，如专业名词、术语、分类号、主题词、著者姓名等，为下一步检索实践提供准确可靠的依据。

2. 确定检索策略

具体地说，检索策略就是确定检索途径与检索用词，并明确各主题词之间的逻辑关系与查找步骤。

1）选择检索工具

选择恰当的检索工具，要根据检索题目的内容、性质来确定。目前，无论纸质文献还是数据文献，均带有功能强大的检索平台供使用，选择主要应从以下几个方面来考虑。

（1）从内容上考虑检索工具报导文献的学科专业范围。

（2）在选择检索工具时，应以专业性检索工具为主，综合型检索工具进行配合、补充。如中国知网、万方数据、读秀、百度等都属于综合型检索平台，一次输入检索条件，可得多种类型文献。但有些专业性数据库，如标准、专利数据库，也有汇集某一类主题文献的，如学习外语的新东方英语、MET全民英语学习资源库等，根据题目需要选择符合要求的数据库。

（3）在技术和手段上，由于计算机检索系统适应多点检索、多属性检索，检索精度高，应首选机检工具，而且应选择合适的数据库。首选数据量大、收录文献齐、更新速度快、检索途径多、检索结果准确，有深度、有全文检索功能的数据库。为防止数据库收录不齐、更新速度等原因造成的检索不准确，需多选用几个数据库作互补性检索，不可以一个数据库的检索结果作最终判断。

如果一种检索工具同时具有机读数据库和印刷型文献两种形式，应以检索数据库为主，这样不仅可以提高检索效率，而且还能提高查准率和查全率。

（4）为了避免检索工具在编辑出版过程中的滞后性，必要时应补充查找若干主要相关期刊的现刊，以防漏检。

2）确定检索途径

检索工具确定后，需要确定检索途径。一般的检索工具都根据文献的内容特征和外部特征提供多种检索途径。各检索途径都有各自的特点和长处，选用何种检索途径，应根据课题的要求及所包含的检索标识，检索系统所提供的检索途径来确定。当检索课题内容涉及面广，文献需求范围宽，泛指性较强时，宜选用分类途径；当课题内容较窄，文献需求专指性较强时，宜选用主题途径；当只知道特别检索标识，如著者姓名、刊物名字、文献标题等时，直接使用检索系统提供的途径。当课题本身包含多项检索标识，选用的检索系统提供的检索途径较多时，应综合应用，互相补充，避免途径单一造成漏检。

3）优选检索方法

优选检索方法的目的在于寻求一种快速、准确、全面地获得文献信息的检索效果。

4）拟定、调整检索策略

在检索工具、检索途径、检索方法确定后，需要制订一种可执行的方案。计算机检索由于信息提问与文献标识之间的匹配工作是由计算机进行的，必须事先拟定周密的检索策略，即检索式。检索式是检索策略的表述，它能将各检索单元之间的逻辑关系、位置关系等用检索系统规定的组配符连接起来，成为计算机可以识别和执行的命令形式，实施有效检索。但这个检索式不是一成不变的，要把检索结果与检索需求不断地进行判断、比较之后，对检索式进行相应的修改和调整。

3. 查找文献线索

在明确检索要求、确定检索系统、选定检索方法后，就可以应用检索工具实施检索了，所获得的检索结果为文献线索。对文献线索的整理、分析、识别是检索过程中极其重要的一个环节，需要做好以下几个方面的工作。

（1）做好检索记录。做好检索记录的目的在于必要时进行有效核对。包括记录好使用检索工具或数据库名称，选用的检索途径、检索词；限定的年代、文献类型、学科、专辑；文献题名（书名）、著者姓名及其工作单位、文献出处等。

（2）做好文献类型的识别。在检索工具中，文摘、题录所著录的文献来源（文献出处）是索取原始文献的关键部分。在检索工具中，文献出处项对摘录的文献类型不加明显区分，需由检索者自己进行辨别。只有识别出文献类型，才能确定该文献可能收藏在何处，查何种馆藏目录，如何借阅和复制。识别文献类型主要依据各种类型文献在检索工具中的著录特征项。

文献类型标识：M——图书、J——期刊、N——报纸。

4. 索取原始文献信息

信息检索的最终目的是获取原始文献。目前多数文献数据库都为全文数据库，可直接检索到文献全文。

当使用的是目录型或题录、文摘型数据库时，检索到的是文献线索。需要根据线索再寻找原始文献全文。目前的文献数据库大多为开放式检索界面，也就是说，检索过程可以不受购买权限限制地进行，仅在下载全文时受限，所以，经常有先使用比较著名的数据库查找到所需文献线索，然后再根据线索索取原始全文。

原始文献信息全文的获取方式多种多样。归纳起来有以下几种。

（1）掌握两种还原法：一是出版物缩写与全称的转换。外文检索工具，其出版物名称多为缩写，应使用相应检索工具所附的"引用出版物目录"、"出版物一览表"或"来源索引"等还原出版物的全称；二是非拉丁语系出版物名称的还原。当使用西文检索工具得到的文献语种为非拉丁语系文种（如俄文、日文）时，需用音译或字译的规则还原原文语种名称。检索者可利用《俄文字母和拉丁文字母音译对照表以及日文和拉丁文字母音译对照表》等进行还原。

（2）向著者索取原始文献：根据文献线索所提供的著者姓名及其工作单位等可直接与作者联系，索取原始文献。

（3）利用馆藏目录、公共查询系统、联合目录获取原始文献：查找本馆信息的可利用馆藏目录。读者需要的文献若是本馆没有收藏的，就需要借助 OPAC 和联合目录实施馆际互借。利用教育部全国高等院校文献保障系统 Calis，可查找全国高等院校图书馆的馆藏文献信息。

OPAC，全称为 online public access catalogue system，公共联机书目查询系统，这是利用计算机终端来查询基于图书馆局域网内的馆藏数据资源的一种现代化检索方式。它有两个功能：一是可以通过联机查找为读者提供馆藏文献的线索；二是 OPAC 检索系统还可以实现预约服务、读者借阅情况查询、发布图书馆公告、读者留言等一系列功能。目前许多图书馆、信息中心都开发了基于 Web 的馆际互借和文献传递系统，缩短了预约周期。

联合目录如《全国期刊联合目录》，包含了国内近 300 家主要文献机构收藏的 8 万种西、日、俄、中文期刊；世界 3 000 多种外文期刊的目次文摘；还可浏览世界上近百种网上期刊的全文。

（4）利用网上全文数据库获取原始文献：目前许多全文数据库可以为用户提供直接检索。提供中文期刊全文的数据库如"维普中文科技期刊数据库""中国期刊全文数据库""万方数字化期刊"等；提供中文图书全文的数据库如"超星数字图书馆""书生之家""方正 Apabi"；外文数据库如"Kluwer Journal on Line"、EBSCO 等。

（5）利用网上全文传递服务：为了满足日益增长的文献需求，文献传递服务应运而生。如"国家科技图书文献中心"（简称 NSTL：http://www.nstl.gov.cn）、"OCLC""UNCOVER"、Pub-Med/Order（http://www.ncbi.nlm.nih.gov/PubMed）、Calis（中国高等教育文献保障系统），以及各省的文献保障系统及图书馆联盟等均提供文献传递服务。目前一些专业公司也开展收费的全文传递服务。

（6）利用网上出版社、杂志：网上有许多提供电子期刊的网站，如著名的 Springer 出版

（7）利用文摘数据库的服务：许多文摘数据库虽然不能直接得到原始文献，但是大多著名的文摘类的检索型数据库都可以提供他们收藏的文献的全文链接，向数据商提出请求即可获得原始文献。

（8）各图书馆都提供文献传递服务，可向图书馆提出全文请求。

第 2 章

网络信息资源检索

2.1 网络信息检索技术

信息检索技术是指应用于信息检索过程的原理、方法、策略、设备条件和检索手段等因素的总称。本书主要介绍计算机网络信息检索技术。

2.1.1 布尔逻辑检索技术

布尔逻辑检索是建立最早的检索理论，也是检索系统中应用最广泛的检索技术，它通过对布尔逻辑运算符进行组配，形成检索式，用以表达用户的检索需求，并通过一定的算法和手段进行检索。目前的搜索引擎、各文献数据库都是以布尔逻辑检索技术为基础进行检索的。

布尔逻辑运算符有 3 种：逻辑与（AND）、逻辑或（OR）、逻辑非（NOT）。这 3 种运算符表示不同的逻辑思想。

逻辑与（AND）是一种用于交叉概念或限定关系的组配，可以缩小检索范围，提高查准率。一般可以使用"*"或"&"来表示。其检索表达式为："A AND B"或"A*B"，表示被检索的文献记录中必须同时含有 A 和 B 才算命中。例如，希望了解数控机床的产品信息，检索式可表达为："数控机床*产品目录"或"数控机床 AND 产品目录"。

逻辑或（OR）是一种用于并列关系的组配，可以扩大检索范围，提高查全率。一般可以使用"＋"来表示。其检索表达式为："A OR B"或"A＋B"，即表示检索记录中含有 A 或 B 中的任意一词即算命中。例如，检索计算机算法或程序语言的相关文献，检索式可表达为：计算机算法 OR 计算机程序设计语言。

逻辑非（NOT）是一种表示排斥关系的组配，用于从原来的检索范围中排除不需要的概念或影响检索结果的概念。一般可以使用"－"来表示，其检索表达式为："A NOT B"或"A－B"，即检索结果中含有 A 但不含有 B 的记录。例如，检索除因特网之外的计算机相关文献，则检索式可表达为："computer－Internet"或"computer NOT Internet"。再如，检索四川省以外的高等职业院校，检索式可表达为：高等职业院校 NOT 四川省。

布尔逻辑关系可用图 2-1 表示。

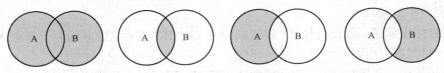

图 2-1　布尔逻辑关系

利用布尔逻辑关系可以构造多层次的布尔逻辑检索式，以表达复杂的检索需求，大大提高检索的查全率和查准率。在执行检索过程中，逻辑运算有其特定顺序，运算符优先顺序为 NOT、AND、OR。也可以利用括号改变其执行顺序。

例如，"医疗器械设计与制造"，用布尔逻辑关系来表示其检索式，可构造为：

医疗*器械*设计*制造

这样 4 个检索词全部用"与"形成的检索语句，表达的是检索要求须满足医疗、器械、设计、制造 4 个检索词的含义。

医疗*器械+设计+制造

这样的由"与"及"或"组成的语句，表示检索要求是医疗器械的设计方面的文献，或者医疗器械制造方面的文献都符合要求。

例如，四川省各地区人口统计（不包括成都市），可用这样的检索语句表达：

四川省+人口+统计－成都市

2.1.2　截词检索技术

截词检索就是用截断的词的一个局部进行的检索，并认为凡满足这个词局部中的所有字符（串）的文献，都为命中的文献。按截断的位置来分，截词可有后截断、前截断、中截断 3 种类型。截词检索技术同样广泛应用在各搜索引擎和文献数据库中。

不同的系统所用的截词符也不同，常用的有 ?、$、* 等。截词检索分为有限截词（一个截词符只代表一个字符）和无限截词（一个截词符可代表多个字符）。下面以无限截词为例说明：

① 后截断，前方一致。如：com* → come、computer、computers、computimy...
② 前截断，后方一致。如：*computer → macrocomputer、minicomputer、microcomputer...
③ 中截断，中间一致。如：*computer* → computer、macrocomputer、minicomputer、minicomputers...

2.1.3　邻接检索技术

邻接检索是指利用一定的专门符号来标识两个检索词在检索结果中出现的位置。避免了布尔逻辑检索中无法区分逻辑与联结起来的两个概念的关联程度。邻接检索有以下5种形式。

① 同字段邻接：邻接符号F，检索式为A（F）B，表示它关联的两个概念A、B必须同时在同一字段中出现。

② 同自然段邻接：邻接符号P，检索式为A（P）B，表示它关联的两个概念A、B必须同时在同一自然段中出现。

③ 同句邻接：邻接符号S，检索式为A（S）B，表示它关联的两个概念A、B必须同时在同一自然句中出现。

④ 有间断无序邻接：邻接符号nN，检索式为A（nN）B，表示它关联的两个概念A、B间可插入n个其他词汇，且两个概念前后顺序不定，其中n代表可插入词个数。例如，环境（2N）保护。当n=0时，检索式可直接写作A（N）B。

⑤ 有间断有序邻接。邻接符号nW，检索式为A（nW）B，表示它关联的两个概念A、B间可插入n个其他词汇，但两个概念前后顺序固定，不可改变，其中n代表可插入词个数。当n=0时，检索式可直接写作A（W）B。

2.1.4 限制检索技术

限制检索技术就是对检索词范围（时间、国别、语种、信息类型等）进行约束或压缩的方法，它大多通过检索系统的限制符号或限制命令来实现。

2.1.5 全文检索技术

全文检索是以原始记录中词与词之间特定位置关系为检索对象的运算，它不依赖主题词表而直接使用原文中的自由词进行检索，它通过位置算符来确定词与词之间的特定的位置关系。位置算符也叫全文查找逻辑算符，它是为了弥补有些提问检索式难以用逻辑运算符准确表达提问要求的缺陷，避免误检，同时为了提高检索深度而设定的。位置算符还可用来组配带有逻辑算法的检索式、带有前缀和后缀的检索词等。常用的位置算符有 WITH, NEAR 等。

2.1.6 表单式检索

表单式检索（见图2-2），其实是数据库的检索平台，为便于用户使用，将以上检索方式集中，设计成许多明晰易懂的选项，以表单形式提供给使用者，供使用者根据需要选择，免于记检索式的烦琐。

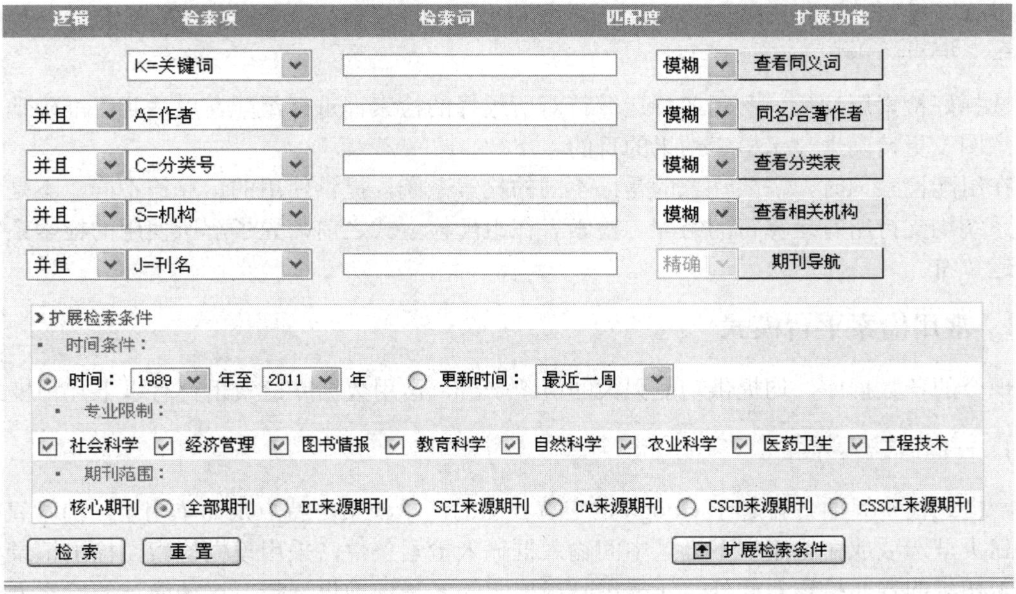

图 2-2 表单式检索

2.1.7 构造检索式

检索式是检索策略的具体表达，它是将表达主体内容的检索词之间的逻辑关系、位置关系等用检索系统规定的各种算符连接起来，成为计算机可以识别和执行的命令形式。一般可分为简单检索式和复合检索式。简单检索式是指单独使用一个检索词所进行的检索；复合检索式是指将两个或两个以上的检索词用各种逻辑运算符、位置运算符及系统认可的其他符号组配起来的表达式。在计算机检索中，广泛使用复合检索式，可以提高检索效率。

构造检索式分两个步骤：选择检索词、组配检索词。

1. 选择检索词

选择检索词是计算机检索成败的关键。恰当规范的检索词可以为检索者节约大量时间，但绝大多数检索要求的描述语句往往与检索系统中规范的检索词有一定差距，造成检索结果不理想。在进行检索的时候，需要从课题名称及其描述语句出发，认真分析，提取出可作为检索词使用的词组，再对这些词组进行规范处理，如删除多余的修饰成分，最终使得检索使用的词语是最能概括主题概念的、最精练的检索词。

2. 组配检索词

选择好检索用词后，利用各种运算符对所选择的检索词进行组配，以达到更准确地表达检索意图及更精确地显示检索结果的目的。

在组配检索词时，需要注意的是：不同的检索系统，提供使用的运算符不同，不是每个检索系统均支持所有运算符的组配。检索者在组配检索式之前需先了解所使用的检索系统支持的运算符。

2.1.8 常用检索平台模式

现今的各数据库，均提供功能强大的检索平台，常用数据库检索平台有以下几种模式。

1. 一框式检索界面

一框式检索界面，首起于 Google，它首界面的简单检索，特点是简单明了、清晰直接。将文献类型选项放在检索框下方，中间输入框输入检索条件，采用模糊检索，检出记录多，适用于初步的普通检索。此外，还提供高级检索等多种选项供选择。这种简洁的检索方式得到广泛应用，如百度、中国知网、读秀、万方数据、维普中文期刊服务平台、全国报刊索引、寻知等均是如此。

中国知网首页上的一框式检索，如图 2-3 所示。

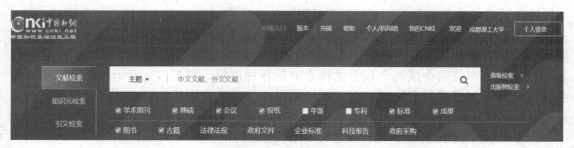

图 2-3 一框式检索界面

2. 表单式检索界面

表单式检索界面，是将各种选项与逻辑关系表达式列成表格，用选项方式供使用者按表单选项填写内容，选择相互逻辑关系，选择多种限定条件，进一步缩小检索范围，提高结果的精度，如各数据库的高级检索均使用此种方式。

3. 陈列式检索界面

陈列式检索界面是将资源分类陈列展示（见图 2-4），直接单击即可。如丁香网、库克音乐、中文在线、met 英语等，这种模式展示资源很直观，但基本不具备检索功能，所以大多网站平台同时还提供了一个一框式简单检索，但检索功能较弱。

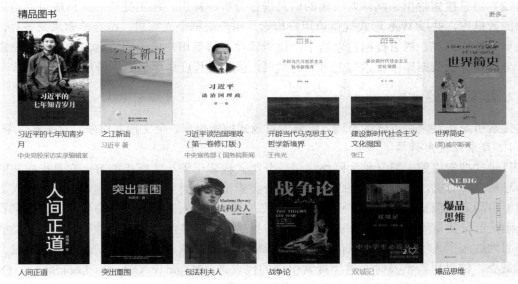

图 2-4　陈列式检索界面

2.2　网络搜索引擎

2.2.1　搜索引擎概述

搜索引擎是随着 Web 信息的迅速增加，从 1995 年开始逐渐发展起来的技术。网上信息大爆炸，使得用户要在如此浩瀚的信息海洋里寻找所需求的信息，必然会像大海捞针一样，大多数时候无功而返。搜索引擎正是为了解决这个"迷航"问题而出现的技术。经历了从最早的 Archie 到 Gopher，再到现在所使用的搜索引擎这样一个发展过程。搜索引擎以一定的策略在互联网中搜集、发现信息，对信息进行理解、提取、组织和处理，并为用户提供检索服务，从而起到信息导航的目的。搜索引擎提供的导航服务已经成为互联网上非常重要的网络服务，搜索引擎站点也被美誉为"网络门户"。

1. 搜索引擎的工作原理

搜索引擎的工作主要由两部分组成：信息收集处理和信息检索输出。

（1）信息收集处理。搜索引擎的一个重要工作就是定期搜集信息，并对搜集来的信息进行整理加工，添加至该搜索引擎所指向的数据库。搜索引擎收集信息的主要对象是互联网上的各个网络站点，包括 FTP 和 Gopher 站点。如著名的 Google，就是以网络机器人不停断地在网络上搜集信息。

（2）信息检索输出。网站对收集的信息进行分析、标引、加工处理后，形成可供给用户检索的数据库，并以 Web 形式提供给用户检索。用户根据个人需求，结合检索系统条件，选择适当的检索方式、语言提出检索需求，检索软件在接受用户检索需求后，由系统对该需求进行分析，并在数据库中检索与之对应的结果，按相关程度排序后返回给用户。

2. 搜索引擎的分类

搜索引擎按其索引方式的不同，可分为目录式搜索引擎、全文搜索引擎、元搜索引擎等。

1）目录式搜索引擎

目录式搜索引擎一般又称为网络目录、分类式搜索引擎、主题指南等。它是指收集的网络信息按某种分类法进行加工整理，建立以分类查询和分类导航为主的搜索引擎。以人工方式或半自动方式搜集信息，由专业人员对信息进行分析，人工形成信息摘要，并将信息置于事先确定的分类框架中。信息大多面向网站，提供目录浏览服务和直接检索服务。该类搜索引擎因为加入了人的智能，所以信息准确、导航质量高，缺点是需要人工介入、维护量大、信息量少、信息更新不及时。这类搜索引擎的代表是：Yahoo!、Galaxy、LookSmart、Open Directory、Go Guide 等；国内代表为：网易、sina 等。

2）全文搜索引擎

由一个称为蜘蛛（spider）的机器人程序以某种策略自动地在互联网中搜集和发现信息，由索引器为搜集到的信息建立索引，检索器根据用户的查询输入检索索引库，并将查询结果返回给用户。服务方式是面向网页的全文检索服务。该类搜索引擎的优点是信息量大、更新及时、无须人工干预，缺点是返回信息过多，有很多无关信息，用户必须从结果中进行筛选。这类搜索引擎的代表是：AltaVista、Hotbot、Excite、Infoseek、FAST、Google 等；国内代表为：百度、天网、若比邻、北极星、OpenFind 等。

3）元搜索引擎

这类搜索引擎没有自己的数据，而是将用户的查询请求同时向多个搜索引擎递交，将返回的结果进行重复排除、重新排序等处理后，作为自己的结果返回给用户。服务方式为面向网页的全文检索。这类搜索引擎的优点是返回结果的信息量更大、更全，缺点是不能够充分利用所使用搜索引擎的功能，用户需要做更多的筛选。这类搜索引擎的代表是 WebCrawler、InfoMarket 等。

目前，随着搜索引擎技术的不断发展，搜索引擎与目录索引有相互融合渗透的趋势。原来一些纯粹的全文搜索引擎现在也提供目录搜索，如 Google 就借用 Open Directory 目录提供分类查询。而象 Yahoo!这些老牌目录索引则通过与 Google 等搜索引擎合作来扩大搜索范围。在默认搜索模式下，一些目录类搜索引擎首先返回的是自己目录中匹配的网站，如国内搜狐、新浪、网易等。人们对搜索引擎的要求更高，如能直接链接全文资源、一次搜索各类型资源，因此搜索引擎也开始摆脱原有的单一搜索功用，而向多功能、综合性、全方位发展，并建立和拥有自己的数据资源，形成旗下系列产品如百度、Google 等。而一些原有的搜索引擎，如知名的 Yahoo!，则逐步退出搜索引擎市场。

2.2.2 常用的搜索引擎

1. 新浪搜索引擎

新浪搜索引擎（http://search.sina.com.cn）是面向全球华人的网上资源查询系统。它提供网站、网页、新闻、软件、游戏等查询服务。网站收录资源丰富，自建独立的目录索引，分类目录规范细致，是互联网上最大规模的中文搜索引擎之一。由新浪自主研发的"爱问"搜索引擎产品采用了目前最为领先的智慧型互动搜索技术，充分体现了人性化应用理念。2007年，新浪与 Google 在网页搜索领域展开合作，进一步增强了新浪的网页搜索功能。

新浪搜索的界面与百度、Google 相似，从目前主流搜索引擎和后面的文献数据库介绍中可以看出，搜索界面向 Google 搜索界面靠拢是一大趋势。

图 2-5 为新浪搜索首页。

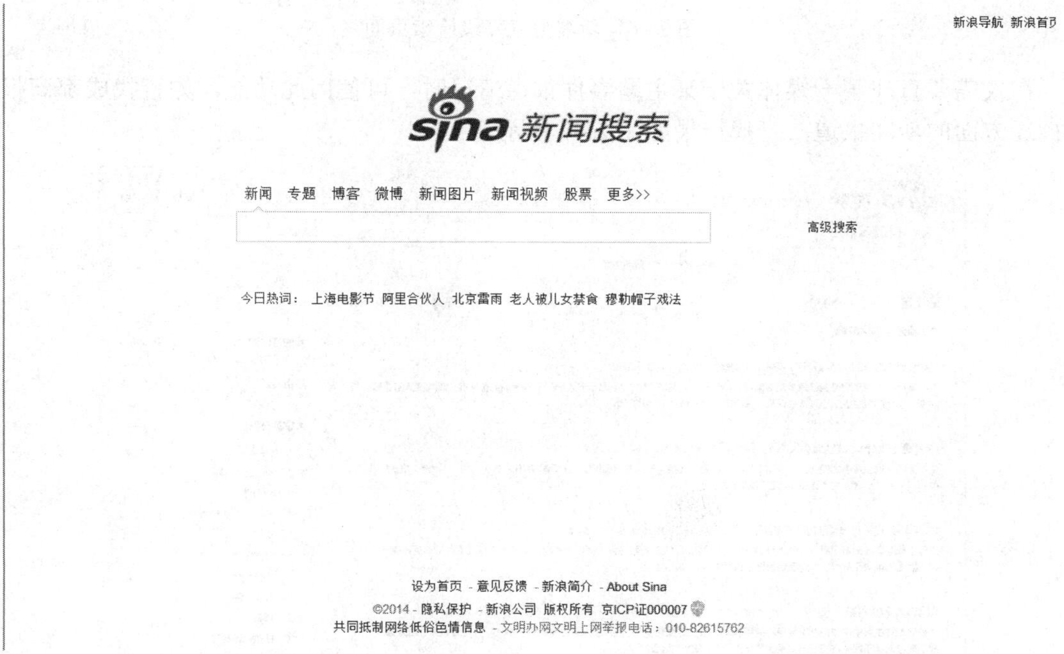

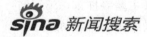

图 2-5 新浪搜索首页

1）检索途径

新浪搜索同样提供简单搜索和高级搜索两种模式。主界面一框式简单搜索与 Google 和百度很相似，为人们所熟悉。新浪搜索高级检索页面如图 2-6 所示。

高级检索将布尔检索式制作成表单提供，并有多种类聚选择条件，供缩小检索范围、精确检索结果，以方便使用。专设的"限定要搜索的新闻源"检索显现了新浪搜索的特色。

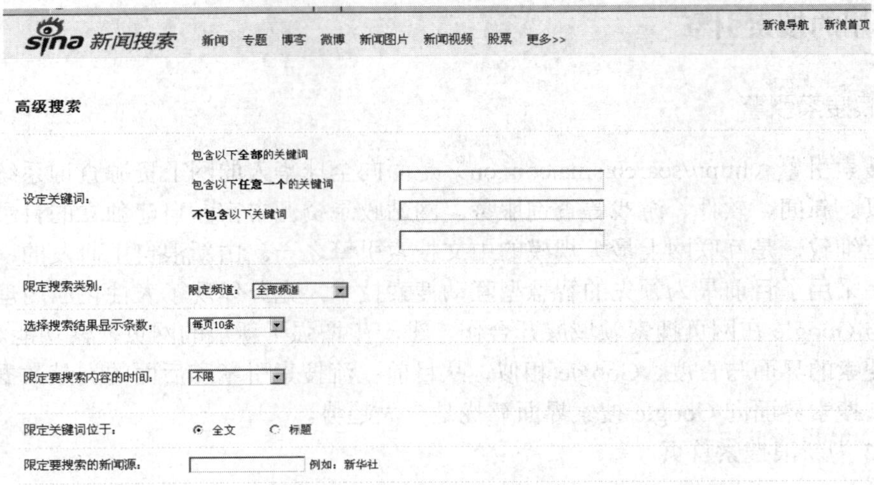

图 2-6 新浪搜索高级检索页面

在仅需要查找某一媒体关于某主题事件报道情况时，可使用此功能，如查找成都商报关于拆迁方面的新闻报道，查找结果如图 2-7 所示。

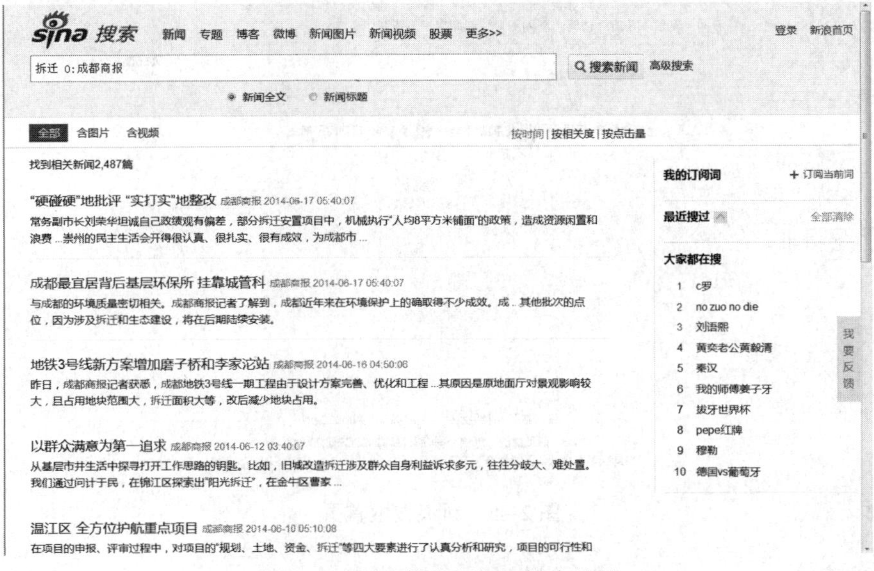

图 2-7 限定搜索新闻源检索结果

新浪搜索提供综合性搜索服务（见图2-8），内容包含常规搜索、生活信息、教育机构、理财与投资、实用工具、趣味测算、网络通信服务等。此外，新浪爱问采用了智慧型互动搜索技术，其内容直达功能，在检索时能自动列出围绕检索条件相关的其他内容，扩大了检索结果。

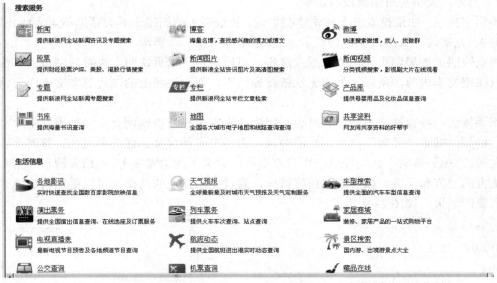

图2-8 新浪搜索的搜索服务

2）检索方法和技巧

新浪搜索引擎支持布尔逻辑检索，在新浪搜索主界面搜索框中，允许输入单个词或多个词查询，有多种符号都是表示"逻辑与"的关系，如空格、逗号、加号和&。

例如，想查询关于西部旅游的网页或新闻，则输入关键词"西部 旅游"或"西部+旅游"或"西部&旅游"。

表示"逻辑非"的关系，使用符号"-"。例如，想查找建筑装饰方面的网页或新闻，但不包含室内装潢，输入关键词"建筑装饰-室内装潢"。

表示"逻辑或"的关系，使用符号"|"。例如，想查询关于乒乓球或网球方面的网页、新闻，则输入关键词"乒乓球|网球"。

表示表达式是一个整体单元，使用符号"()"。例如，想查找计算机方面的网页或新闻，但不包含"软件"与"硬件"，输入关键词"计算机 -（软件 硬件）"。

新浪搜索引擎还包含了进阶搜索方式：在 keyword（关键字）前加"t"，表示仅搜索网站标题；在 keyword 前加"u"，则表示搜索网站的网址。除此之外，新浪搜索还能更好地支持对数字的查询。

目前，新浪与 Google 合作，直接利用 Google 的搜索功能进行网页检索，因此，Google

的大部分服务在新浪也可以使用。

3）其他功能

拼音提示：如果不想输入汉字，或者根本不知道某些字怎么写，可以直接输入拼音，新浪会提示最可能的汉字组合。如输入 LIUDEHUA，页面最上方会显示："您是不是要找：刘德华。"另外，大小写对结果没有影响。

错别字提示：如果检索者无意输错检索词，新浪强大的纠错工具会帮助检索者纠正错误。如：输入 九寨勾，页面最上方会显示："您是不是要找：九寨沟。"

网页快照：如果网页无法打开或速度慢，可以单击"网页快照"查看该网页的备份。但一般只保留文本内容，所以，如果无法链接原网页，那么快照上的图片等非文本内容将无法显示。

相关搜索：搜索结果不佳，有时候是因为检索者选择的查询词会有多种不同的含义而造成的。例如，搜索"美容"这个词汇的时候，美容有多种含义，像汽车美容、整形美容、美容美发等，"相关搜索"就是提供给用户查询不同含义下的检索参考。"相关搜索"排布在搜索结果页的上方和下方，按搜索热门度排序，通过提示词汇的选择，可以更加精确地查找到用户需要的结果，如图 2-9 所示。

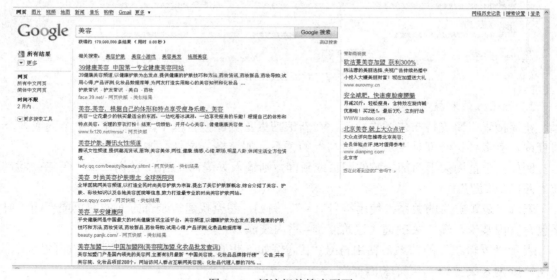

图 2-9　新浪相关搜索页面

此外，新浪搜索还提供 IP 地址、区号、电话号码、股票、人物、天气预报、楼盘等特殊信息查询。

2. 百度

百度（http://www.baidu.com）公司（Baidu.com，Inc）于 1999 年底成立于美国硅谷，它

的创建者是在美国硅谷有多年成功经验的李彦宏及徐勇。2000年1月,百度公司在中国成立了它的全资子公司——百度网络技术(北京)有限公司。百度的起名,源于"众里寻她千百度"和突破"事儿做到九十九度就是做到头"的西方说法,百度就是想要力争做到一百度,做到顶上开花的境界。百度目前已经被誉为全球最大的中文搜索引擎,其中文搜索引擎流量中,百度已经占比例为70%以上,远远高于Google,国内多家大型网站采用了百度引擎,包括新浪、搜狐、263、Tom、炎黄在线、赛迪网、清华大学、21CN、硅谷动力、PC online、腾讯等,可见其影响力。

百度搜索引擎由4部分组成:蜘蛛程序、监控程序、索引数据库、检索程序。门户网站只需将用户查询内容和一些相关参数传递到百度搜索引擎服务器上,后台程序就会自动工作并将最终结果返回给网站。

百度搜索引擎使用了高性能的"网络蜘蛛"程序,自动在互联网中搜索信息,可定制、高扩展性的调度算法使得搜索器能在极短的时间内收集到最大数量的互联网信息。百度在中国各地和美国均设有服务器,搜索范围涵盖了中国、北美、欧洲的站点。百度搜索引擎拥有目前世界上最大的中文信息库,总量达到6 000万页以上,并且还在以每天几十万页的速度快速增长。百度搜索引擎首页如图2–10所示。

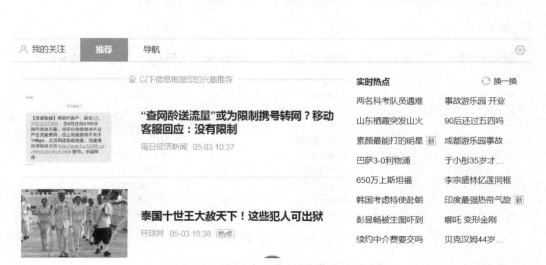

图2–10 百度搜索引擎首页

百度不断地扩大其产品和服务功能，并拥有了自己的信息资源，如文库、百度知识、百度学术等。

1）检索途径

使用百度搜索引擎，最常用的是关键词检索途径。百度的首页很简洁，在检索输入框上方排列了十几项功能模块，如新闻、网页、贴吧、知道、音乐、图片、视频、文库、百科和地图等。默认是网页搜索。用户在利用百度进行检索时，只需在搜索框内输入所要检索内容的关键词，单击"百度搜索"按钮即可得到检索结果。

同时，除默认的网页搜索外，百度的关键词检索还可选择其他功能模块内容。如用鼠标单击"音乐"，则检索页面显示如图 2-11 所示。在该检索页中，提供视频、新歌热歌、歌词，手机版 PC 版下载、全部音乐及其他格式选项，用户可以对所要检索的音乐进行限定。同时，还提供歌曲 TOP500、歌手 TOP200、歌手列表、歌曲列表、新歌 TOP100、热门专集 TOP200、影视金曲、欧美金曲等链接供用户选择浏览。

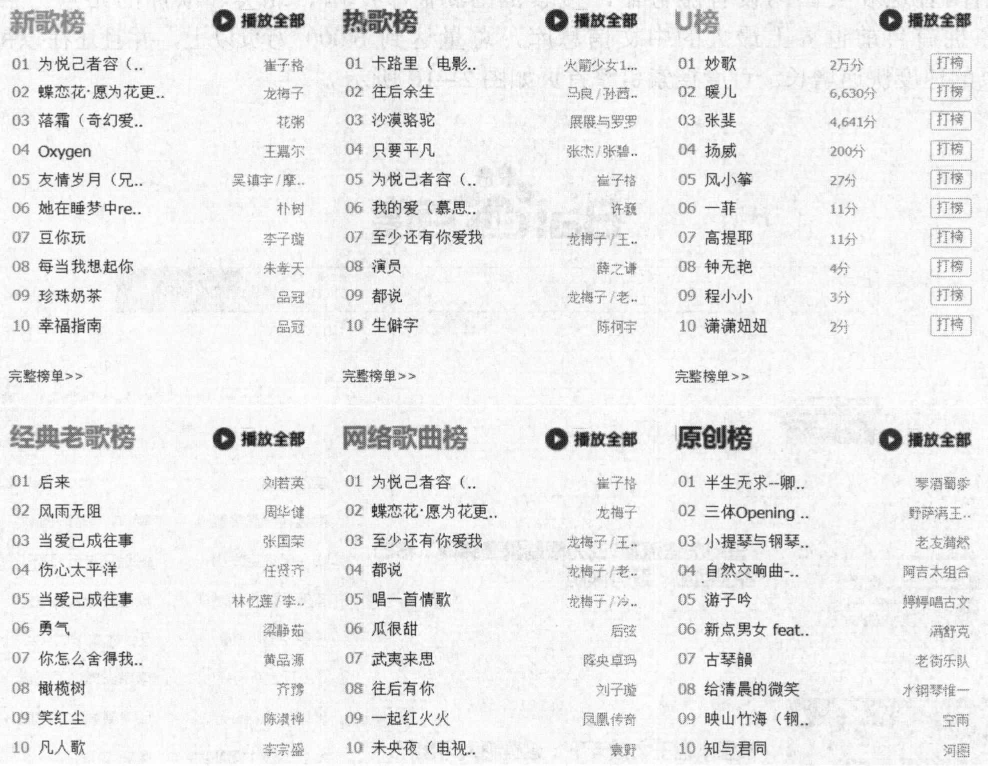

图 2-11 百度音乐检索页面

百度导航，在其页面上提供了简单的分类，如图 2-12 所示。

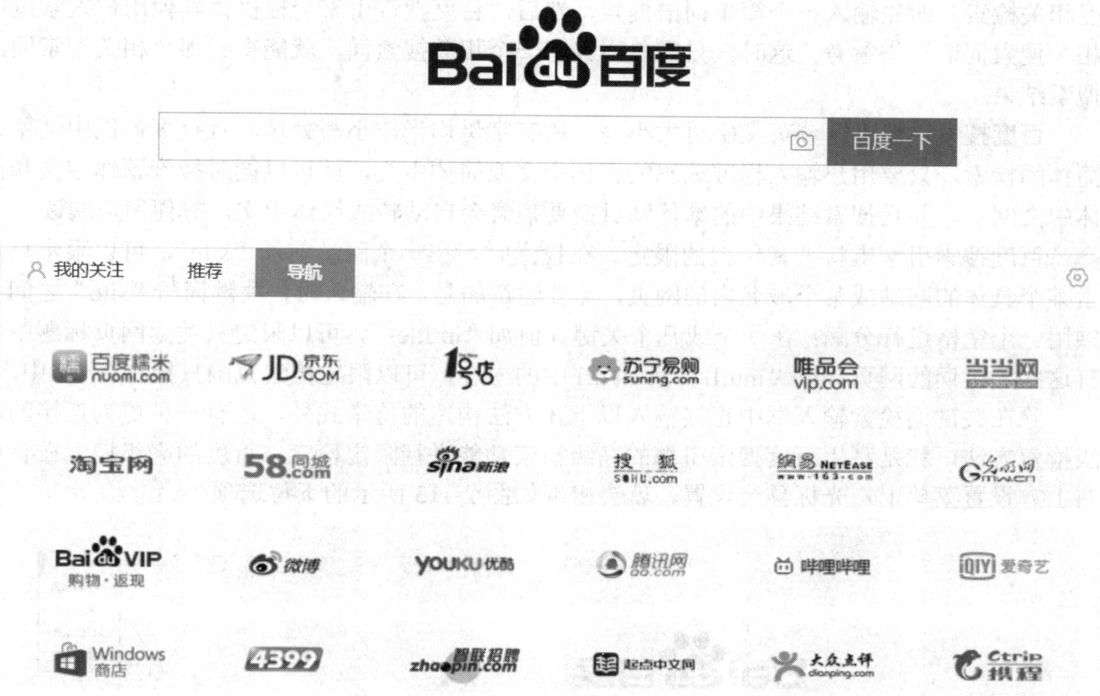

第 2 章 网络信息资源检索　　31

图 2-12　百度导航页面图

2）检索方法和技巧

百度搜索引擎支持任意的关键词检索，无论中文、英文、数字，还是各种形式文字的混合。输入的查询内容可以是一个词语、多个词语或一句话。其中，在输入多个词语进行检索时，各个词之间应用空格隔开。例如，可以输入"计算机""mp3下载"，或者"青山依旧在，几度夕阳红"等检索内容。

百度搜索引擎严谨认真，要求"一字不差"。例如，分别搜索"李白"和"李太白"，会得到不同的结果。因此在搜索时，可以试用不同的词语进行检索。

百度搜索引擎支持布尔逻辑检索，支持通配符的使用。百度支持逻辑"与"关系检索，但在检索时不需要使用"AND"或"+"这样表示逻辑与关系的通配符，只需在输入的多个检索词间以空格加以隔开，系统将自动在各检索词之间添加"+"；百度支持逻辑"非"关系检索，用"-"限定其后的检索词一定不出现在检索结果中。例如，要搜索"计算机编程语言"但不包含"C#"的信息，可在检索输入框内输入"计算机编程语言-C#"；同时，百度还支持逻辑"或"关系检索，可使用通配符"/"来搜索包含**或包含××的信息。例如，要查询"世界杯"或"意甲联赛"相关资料，只需在检索输入框内键入"世界杯/意甲联赛"，单击"搜索"按钮即可。

百度提供相关检索，如果用户无法确定输入什么词语才能找到满意的资料，可以试用百度相关检索。即先输入一个简单词语搜索,然后,百度搜索引擎会提供"其他用户搜索过的相关搜索词语"作参考。这时,只需单击其中一个相关搜索词,就能得到那个相关搜索词的搜索结果。

百度搜索引擎不区分英文字母大小写,所有字母均当作小写处理。且百度提供中文繁、简体的检索,只要用户输入标准编码的繁体中文或简体中文,就可以同时搜到繁体中文和简体中文网页,并且搜索结果中的繁体网页摘要信息会自动转成简体中文,方便用户阅读。

百度搜索引擎支持搜索位置的限定。在检索时,在一个网址前加"site",可以限定只搜索某个具体的网站或某个域名内的网页,需要注意的是,在输入时,关键词与"site"之间必须用一个空格进行分隔;在一个或几个关键词前加"intitle:",可以限定只搜索网页标题中含有这些关键词的网页;在"inurl:"后加 url 中的内容,可以限定检索范围只控制在 url 中。

除在关键词检索输入框中直接输入以上述方法构造的检索式外,还有一种更为直接的高级检索方法,就是利用百度搜索引擎的高级检索功能进行限定检索。百度的高级搜索在首页右上方设置菜单上,光标移至设置,就会出现如图 2-13 所示的下拉选项。

图 2-13 百度高级搜索

选择"高级搜索"后如图 2-14 所示。

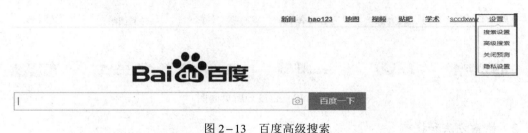

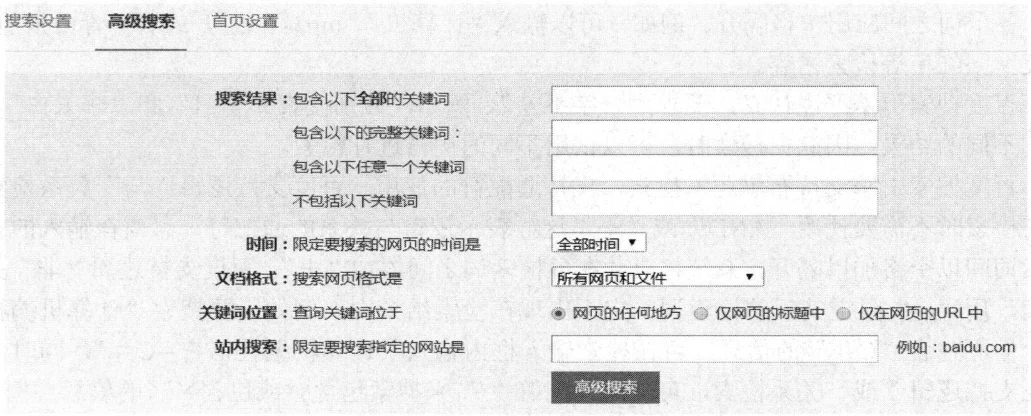

图 2-14 百度高级搜索界面

利用百度搜索引擎的高级检索功能,可以更为直观地在各输入框内键入检索范围限定,包括时间、语言、地区、关键词位置等，同时还可以对结果显示加以限定。所有限定一次到位，不失为一种非常方便的检索方法。

3）其他特色服务

百度产品大全上有许多学习资源，如百度文库、百度学术、百度技术学院、百度传课、百度阅读、百度百科、百度知道、百度网盘、百度优课等，如图 2-15 与图 2-16 所示。

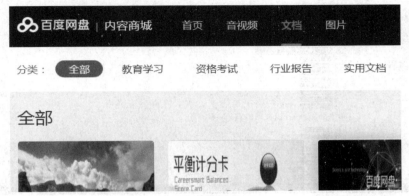

图 2-15 百度网盘

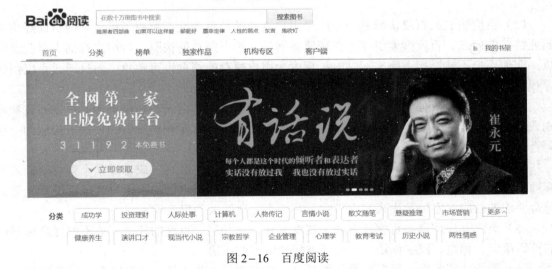

图 2-16 百度阅读

百度的特色服务功能有很多，具体如下。

（1）大学搜索：百度的大学搜索能够将搜索限定在某个大学的网站内。检索者可以在这里搜索录取信息、课程信息或校友信息，所有院校均按音序排列，目前，百度大学搜索支持国内的 849 所高等院校，如图 2-17 所示。

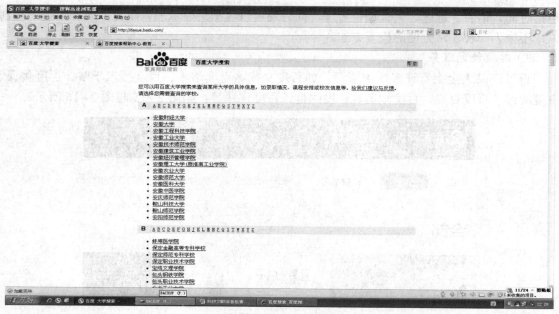

图 2-17 百度大学搜索

（2）百度快照：百度快照是一个广受用户欢迎的特色功能，解决了用户上网访问经常遇到死链接的问题。百度搜索引擎已先预览各网站，拍下网页的快照，为用户存储大量应急网页。即使用户不能链接上所需网站时，百度为用户暂存的网页也可救急。而且通过百度快照寻找资料往往要比常规方法的速度快得多。

（3）相关搜索：搜索结果不佳，有时候是因为选择的查询词不是很妥当。可以通过参考别人是怎么搜索的来获得一些启发。百度的"相关搜索"，就是和检索者的搜索很相似的一系列查询词。

（4）拼音提示：如果只知道某个词的发音，却不知道怎么写，或者嫌某个词拼写输入太麻烦，百度拼音提示可以帮助解决问题。只要检索者输入查询词的汉语拼音，百度就能把最符合要求的对应汉字提示出来。它事实上是一个无比强大的拼音输入法。

（5）英汉互译词典：百度还有线上英汉互译词典功能，百度的线上词典不但能翻译普通的英语单词、词组、汉字词语，甚至还能翻译常见的成语。

（6）专业文档搜索：很多有价值的资料，在互联网上并非是普通的网页，而是以 Word、PowerPoint、PDF 等格式存在。百度支持对 Office 文档（包括 Word、Excel、Powerpoint）、Adobe PDF 文档、RTF 文档进行全文搜索。要搜索这类文档，只需在普通的查询词后面，加一个"filetype："文档类型限定。"Filetype："后可以跟以下文件格式：DOC、XLS、PPT、PDF、RTF、ALL。其中，ALL 表示搜索所有这些文件类型。

（7）股票、列车时刻表和飞机航班查询：在百度搜索框中输入股票代码、列车车次或飞机航班号，就能直接获得相关信息。

（8）自动纠错：百度还具有中文搜索自动纠错的功能，如果用户误输入错别字，可以自动给出正确关键词提示。

（9）百度搜霸：百度搜霸是一款免费的浏览器工具条，下载后安装在 IE 浏览器的工具列内，用户无须登录百度搜索引擎，即可利用该工具条进行即时检索。

（10）百度指数：百度指数是以百度网页搜索和百度新闻搜索为基础的免费海量数据分析服务，用以反映不同关键词在过去一段时间里的"用户关注度"和"媒体关注度"。读者可以发现、共享和挖掘互联网上最有价值的信息和资讯，直接、客观地反映社会热点、网民的兴趣和需求。

（11）百度统计：集合网站、App、线下零售统计，汇聚成全面的数据统计平台，进行用户行为分析、挖掘，预测行业发展等。

3. 360 搜索

360 搜索（http://m.so.com/）的资历较浅，是 360 公司开发的基于机器学习技术的第三代搜索引擎，由于其先期的安全防护软件被广大网络用户接受并使用，拥有巨大的用户群，后继进入搜索引擎领域的 360 搜索，也成了近年来为人们所熟识和使用的一个搜索引擎，成为国内主流搜索引擎产品。同百度和 Google 一样，它也拥有较多的文献资源。360 搜索属于元搜索全文搜索。具备"自学习、自进化"能力和发现用户最需要的搜索结果。

360 搜索主要包括 360 导航、资讯、视频、图片、良医、地图、百科、英文、问答、翻译、音乐、软件、趋势、学术、商机搜索等。主页如图 2-18 所示。

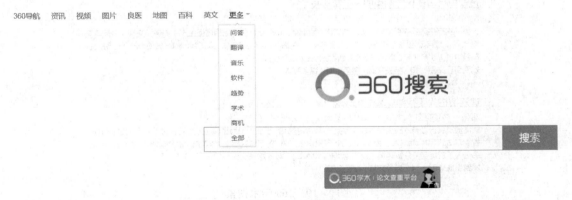

图 2-18　360 搜索主页

360 学术搜索（见图 2-19），拥有丰富的中英文期刊论文资源，收录了国内外学术站点超过 2 万家，如中文学术站点知网、万方、维普，外文学术站点 acm、IEEE、springer 等，共计收录中外文学术资源总量逾 2.65 亿页。其中，外文近 1.3 亿页，中文超 1.35 亿页，总索引量已成为国内第一。

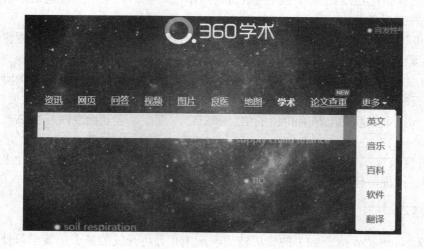

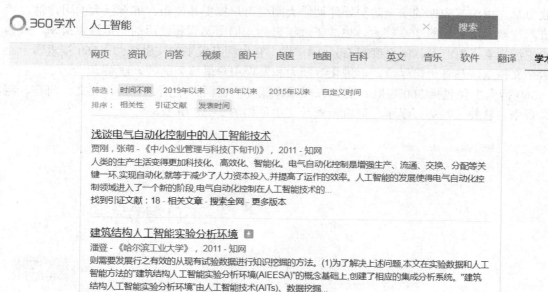

图 2-19　360 学术搜索

对搜索结果提供按时间筛选和多种排序方法，单击文章下面的"相关文章"可以直接出现与该文章相关的所有文章，单击"搜索全网"可以出现包含但不限于论文的一些新闻、各种网站报道等，但资源较少。

4. 微软必应

必应（https://cn.bing.com）是微软公司于 2009 年 5 月推出的搜索引擎服务，首页如图 2-20 所示。必应的图片搜索一直是用户使用率最高的垂直搜索产品之一，其搜索到的影片达几十万部。必应词典是由微软亚洲研究院研发的新一代在线词典。必应的学术搜索致力于多语种文献，以外文文献为主。

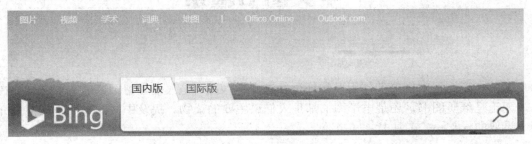

图 2-20　必应首页

总体来说，国内可使用的搜索引擎，目前的界面、栏目、检索框等风格均趋于一致，使用也大同小异，且均与国际著名的搜索引擎 Google 一致，干净、明了，一框式检索多种不同类型的文献，非常方便使用，且目前的搜索引擎都自带有信息资源，使用搜索引擎即可满足大部分的信息需求，所以已经非常普及，成为人们首选、必用的查找信息的工具。但需要提醒的是，搜索引擎中信息的准确、严谨、查全、查准、可靠度并非人们想象的那样高，据统计，绝大多数的信息并非网上可以查找得到，搜索引擎并非万能，因此需要掌握更多的信息资源、信息检索方法。

第 3 章

中文图书检索

在第 1 章中已对图书的作用及特征进行过介绍，图书是人们学习阅读的主要文献，在目前，无论是纸质图书，还是电子图书都是人们最主要的读物。提及中文图书，不能不先介绍其中重要的一支——工具书。

3.1 中文工具书及检索

3.1.1 中文检索工具的类型

有一类图书，它汇集了某类或多类学科知识材料，按特定的编排方式编辑而成，供人们查阅和征引，以解决各种疑难问题，这类书籍，就叫工具书。除纸质版外，也有电子版、网络版工具书。工具书按类型或功用可划分成很多类型，不同的划分方法，其划分结果不一样。工具书的划分有以下几种不同的类型。

1. 按检索功能划分

① 检索型，也称检索型检索工具。这种类型的检索工具是向用户（也就是信息需求者）提供经过加工、整理并按一定的方式排列的文献资料的线索、出处等。用户可根据此类检索工具提供的线索，较方便地找到自己所需要的信息。这类检索工具包括书目、题录、索引和文摘。

② 资料型，也称参考型检索工具。这类检索工具本身就可以提供读者所需的资料。包括百科全书、词典、年鉴、手册、名录等。

2. 按检索工具的内容体例划分

① 辞书型检索工具，包括字典、词典、百科全书等。
② 资料型检索工具，包括年鉴、手册等。
③ 表谱型检索工具，包括历表、年表等。

④ 线索型检索工具，包括书目、文摘、索引等。
⑤ 图录型检索工具，包括地图、图谱等。

3. 按载体类型划分

① 印刷型检索工具，即书本式的纸质品检索工具。
② 数字型检索工具，即数字化的检索工具书，以数据库、在线网络版等形式发行。

3.1.2 工具书的特点

与普通图书相比，工具书具有以下特点。
① 编排特殊：在编排体例上，工具书主要按部首、字顺、分类、音序、地序、号码等方式编排，因此查询方便，一检即得。
② 内容概括：工具书大多是对收集来的材料加以取舍或作精要的论述，其内容比较广泛、概括。
③ 专供查阅：工具书是提供给人们查考，以解决疑难问题的，因此一般不作内容具体的论述。

3.1.3 工具书的功用

工具书既吸收了历史文化遗产的精华，又反映了现代科学技术的成就，特别是在当今信息化社会，随着出版物的急剧增加，工具书在人们学习、研究和工作中的作用日益突出。概括起来有以下几点。
① 解答疑难问题：工具书中的字典、词典、百科全书、年鉴、手册等，能帮助人们解决各种疑难问题。
② 提供文献资料线索：书目、索引、文摘能给人提供资料出处和线索，节省查找文献的时间。
③ 指引读书门径：书目提要、推荐书目、导读书目能评价图书的得失，指导读书的方法和步骤。

因此，使用工具书能大大节省人们的时间和精力，使读书治学收到事半功倍的效果。

3.1.4 常用检索工具书简介

检索型工具书，如书目、索引、文摘等在第 1 章中已有详尽的介绍，此处仅介绍资料型检索工具书。

1. 字典、词典

字典、词典都是汇释字词，按一定方式编排的工具书。在汉语中，字和词是有区别的。字典是解释字的形、音、义及其用法的工具书。词典则是解释语词的概念、意义与用法的工具书。概括来说,字典、词典具有简明性、规范性的特点。它便于查找字或词的正确写法、标准读音、用法和含义等知识。在编排上中文字典、词典大多按字顺编排,如按部首、按音序编排的。其结构有前言、凡例、正文、附录、索引等。

常用的中文字典、词典有《新华字典》《汉语大字典》《辞源》《辞海》《汉语大词典》等。

网络在线词典功能更强大,如图3-1所示的百度汉语,对字词给出释义、组词、英文、部首、笔画,五笔输入,拼音和语音读音。如图3-2的《实用药品正异名词典》,此书收录了中、英文药品名称(包括化学药品、生物制品、植物有效成分)共47 000多条,包括通用名、商品名、化学名等,其中药品通用名近7 000条,并对新近出现的药品做了尽可能的收载。内容简明扼要,编排放简洁,是医药科研、临床、教学人员必备的参考工具书。

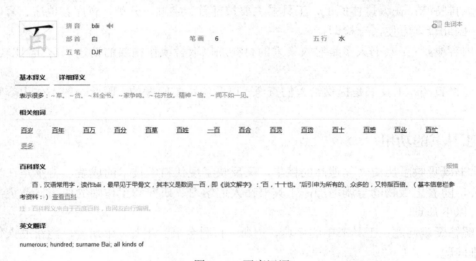

图3-1 百度汉语

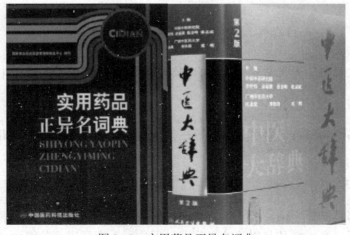

图3-2 实用药品正异名词典

2. 百科全书

百科全书是汇集人类一切门类知识或某一学科门类所有知识的概述性检索工具。它包括社会科学、自然科学和工程技术等各科专门术语、重要名词（包括人名、地名、物名、事件名称等），分别列出条目，加以详细的叙述和说明，并附有参考书目。百科全书集各种类型的工具书之大成，被称为"工具书之王"。百科全书按收录范围分有收录多种学科或多门类知识的综合性百科全书和专收某学科或某领域知识的专科性百科全书。

常用的百科全书有《中国大百科全书》《新不列颠百科全书》《中华医学百科全书》（见图3-3）等，均已出网络版。《中华医学百科全书》系统、概要地介绍现代医药卫生领域知识和中国传统医药卫生领域知识的大型专业百科全书。内容以全、准、精、新为原则，计划出版6类144卷。

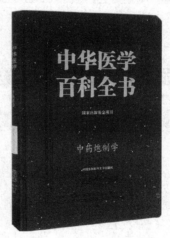

图3-3 中华医学百科全书

3. 年鉴

年鉴是汇集过去一年内的重要时事文献和统计资料，按年度连续出版的工具书。它的资料主要来源于政府公报和文件及重要报刊上的统计数据等。年鉴一般按分类编排，由概况、文选和文献、统计资料、大事记、附录等构成。它具有时限性、资料性、可靠性和连续性的特点。年鉴能提供一年间国内外大事、法规文献、各类统计数字等方面的信息，人们通过年鉴可以获得比较系统、可靠的新资料和统计数字。它为人们掌握某学科领域一年内的新成果和发展趋势提供了一个重要途径，并可弥补百科全书不能及时修订的缺陷。

年鉴分为综合型、专门型和统计型3类，常用的综合型年鉴有《中国年鉴》《中国百科年鉴》《世界年鉴》《世界大事年鉴》《世界知识年鉴》等；常用的专门型年鉴有《中国教育年鉴》《世界经济年鉴》《中国农业年鉴》等；常用的统计型年鉴有《中国统计年鉴》《联合国统计年鉴》《英国统计文摘年刊》等。

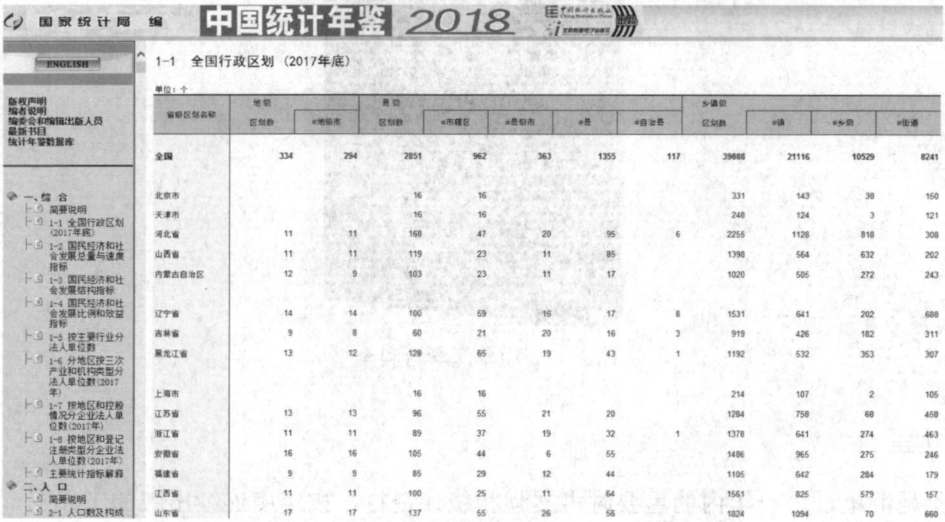

医药类统计年鉴如图 3-4 所示。

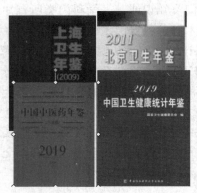

图 3-4　医药类统计年鉴

图 3-5 为中国统计年鉴卷内详细信息。

国家统计局 编　中国统计年鉴 2018

ENGLISH

版权声明
编者说明
编委会和编辑出版人员
最新书目
统计年鉴数据库

一、综合
简要说明
1-1 全国行政区划(2017年底)
1-2 国民经济和社会发展总量与速度指标
1-3 国民经济和社会发展结构指标
1-4 国民经济和社会发展比例和效益指标
1-5 按主要行业分法人单位数
1-6 分地区按三次产业和机构类型分法人单位数(2017年)
1-7 按地区和控股情况分企业法人单位数(2017年)
1-8 按地区和登记注册类型分企业法人单位数(2017年)
主要统计指标解释
二、人口
简要说明
2-1 人口数及构成

1-1　全国行政区划（2017年底）

单位：个

省级区划名称	地级		县级					乡镇级			
	区划数	#地级市	区划数	#市辖区	#县级市	#县	#自治县	区划数	#镇	#乡级	#街道
全国	334	294	2851	962	363	1355	117	39888	21116	10529	8241
北京市			16	16				331	143	38	150
天津市			16	16				248	124	3	121
河北省	11	11	168	47	20	95	6	2255	1126	818	308
山西省	11	11	119	23	11	85		1398	564	632	202
内蒙古自治区	12	9	103	23	11	17		1020	505	272	243
辽宁省	14	14	100	59	16	17	8	1531	641	202	688
吉林省	9	8	60	21	20	16	3	919	426	182	311
黑龙江省	13	12	128	65	19	43	1	1192	532	353	307
上海市			16	16				214	107	2	105
江苏省	13	13	96	55	21	20		1284	758	68	458
浙江省	11	11	89	37	19	32	1	1378	641	274	463
安徽省	16	16	105	44	6	55		1486	965	275	246
福建省	9	9	85	29	12	44		1105	642	284	179
江西省	11	11	100	25	11	64		1561	825	579	157
山东省	17	17	137	55	26	56		1824	1094	70	660

图 3-5　中国统计年鉴卷内详细信息

4. 手册

手册又称宝鉴、指南、要览、全书等，它是把某一主题或学科常需参考的文献资料、专业知识等汇集在一起以供人们随时查阅的工具书。手册一般具有叙述简练、信息密集、资料具体和实用性强的特点。

手册分综合性和专业性两种。常用的综合性手册有《当代国外社会科学手册》《当代中国社会科学手册》《世界各国手册》等；常用的专业性手册有《临床药物手册》《国际政治手册》《国际组织手册》等。

图3-6为药物手册。

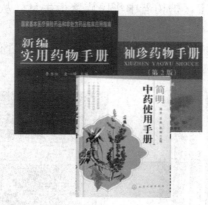

图3-6　药物手册

5. 名录

名录是提供人名、地名、机构名等专有名称及相关信息的工具书，类似"专名词典"。它以简洁和格式化的文字表达以下内容：某方面人物的生卒年、学历、经历和著作等个人履历资料；某一行政地区的地名及其沿革和相关地理资料；某些企事业单位和机关、团体、学校等的地址、负责人员、主要活动等基本材料。名录按收录内容可分为人名录、地名录和机构名录。

医药界名人，如国内介绍华佗、孙思邈、李时珍、扁鹊、张仲景、黄帝医药人物的名人词典等。国内外常用的名录有《中国近现代名人大词典》《世界名人录》《中国人名大词典》《中华人民共和国地名录》《中国地名词典》《韦氏地名词典》《世界人名翻译大辞典》《中国政府机构名录》《中国公司名录》《中国科研单位名录》《世界各国高校名录》等，如图3-7所示。

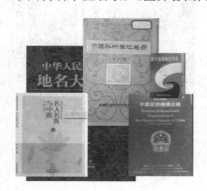

图3-7　各种名录

3.2　中医药文献

中医是中华民族的文化瑰宝,护佑着中华民族繁衍生息,从古至今,造福中华民族子孙后代,也走出国门,福荫全球。

中医药文献最早出于甲骨文和金石文,如《脉书》,是古代针灸方面的竹简文献(见图 3-8),还有长沙马王堆汉墓出土的竹简。

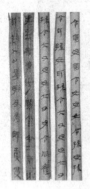
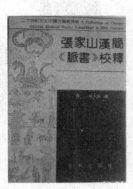

图 3-8　《脉书》及校释

又如《万物》《杂疗病药方》《敦煌中医药全书》《神农本草经》,都是中医经典著作,是现存最早的中药学著作。

再如《名医别录》《黄帝内经》《伤寒论》《金匮要略》《针灸甲乙经》《素问》等中医学名著,数量繁多(见图 3-9),不一一例举。

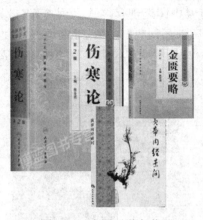

图 3-9　中国医学名著

3.3 书刊目录检索系统 OPAC

OPAC 反映各种文献入藏情况的书目数据库，是目前国内外文献信息服务机构的书目网上查询的通用模式。它是利用计算机终端来查询基于图书馆局域网内的馆藏数据资源的一种现代化检索方式。OPAC 主要供公共用户使用，支持布尔逻辑组合的复杂检索，并提供多种检索条件组合选择。具有用户界面友好、采用中文切分机制等特点。数据库记录字段一般有：文献索取号、文献名称（如书名、期刊名称）、责任者、主题词、ISBN/ISSN、收藏地点等，其中收藏地点和文献索取号是借阅文献的重要依据。随着互联网的发展，OPAC 已成为目前国内外文献信息服务机构的书目网上查询的通用模式，许多图书馆都已经将自己的 OPAC 服务向整个网络发布。

OPAC 的种类很多，从不同的角度可以有不同的分类方法。按收录文献的类型，OPAC 可分为图书联合目录、期刊联合目录、会议文献联合目录等；按收录文献的语种，OPAC 可分为中文图书查询系统、西文图书查询系统、中文期刊查询系统、西文期刊查询系统等；按反映文献入藏单位的多少，OPAC 又可分为馆藏目录查询系统和联合目录查询系统。

3.3.1 馆藏目录的查询

馆藏目录查询系统，顾名思义，它只反映某个特定图书馆的文献入藏情况，如国家图书馆联机公共目录馆藏查询系统、吉林大学图书馆书目数据库、中国科学院文献信息中心联机公共目录等。馆藏书刊的检索，实现了 Web 方式下对图书馆数据库的实时访问，为读者提供了更方便、快捷的服务，可以从书刊题名、著者、中图分类号等多个检索点入手，查看本馆图书、现刊、过刊的收藏、流通信息等。目前，还没有一套各馆通用的馆藏目录检索系统，各馆都是根据本馆的特点及实际需要来选择管理系统。下面以国家图书馆的馆藏目录查询为例进行介绍。

进入中国国家图书馆主页，如图 3-10 所示，直接在检索输入框内键入所需查找文献的关键词，选择检索框下方的"馆藏目录检索"，即可获得相应的检索结果。例如，检索有关人工智能的相关文献，如图 3-11 所示。

此外，利用各个图书馆的读者信息库，可查询某位读者借阅文献的情况。方法是打开"读者信息库"，选择检索途径（如姓名、借书证的条码等），输入检索词并按回车键，便可看到该读者的借阅文献情况，亦可在网上进行文献的预约与续借。

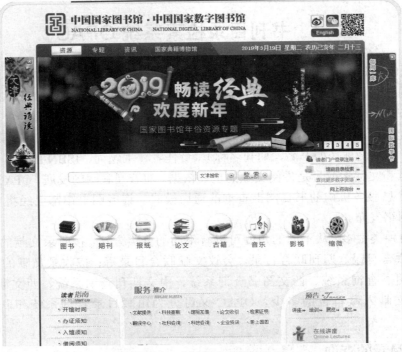

图3-10 中国国家图书馆主页

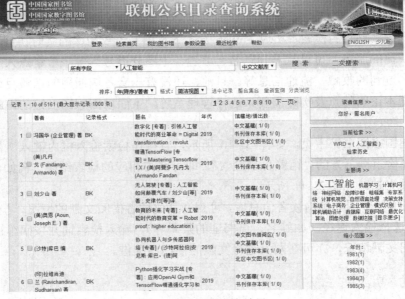

图3-11 馆藏查询结果

3.3.2 联合目录的查询

通过图书题名查找图书，人们都希望使用收录图书尽可能多的书目系统。联合目录查询系统就是汇集反映多个文献信息服务机构文献的收藏情况，如北京地区联合目录、全国期刊联合目录、OCLC 的 World Cat 等。从联合目录的发展历史来看，它有两种模式：一种是传统的集中式联合目录，也就是将多个图书馆的数据汇集在一个数据库中；另一种则是模拟式虚拟联合目录。所谓虚拟联合目录，是指每一个书目数据库都是相对独立的，只是在用户检索时将它们视为一个整体，通过一个通用界面同步并行检索书目数据库，然后将检索结果返回。联合目录在资源共享、馆际互借、合作编目及合作馆藏发展中具有十分重要的作用，它不仅汇集了全国高等院校的文献资源信息，还集中了全国高校图书馆的技术力量，联合共同形成一个强大的文献保障体系。下面以 CALIS 资源检索为例进行简单介绍。

1. 资源检索

（1）进入 CALIS 主页，选择"资源检索"，它提供的是快速检索。主页如图 3-12 所示。

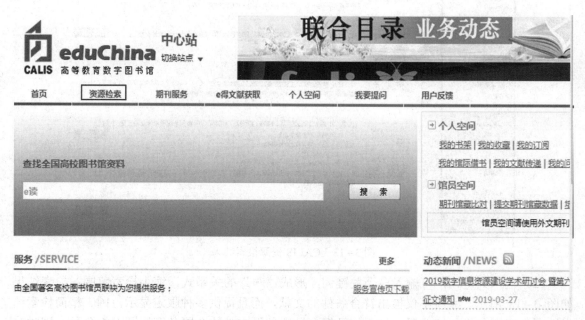

图 3-12　CALIS 主页

CALIS 资源检索结果如图 3-13 所示。

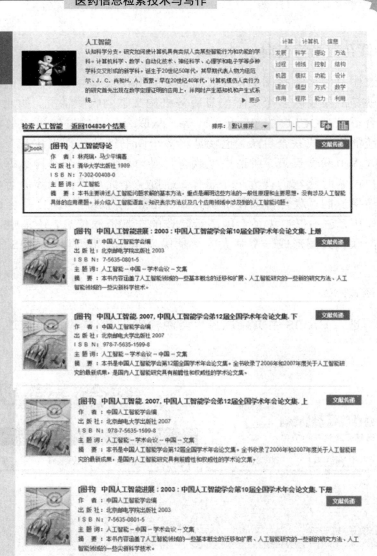

图3-13 CALIS资源检索结果

（2）输入关键词，可输入多个关键词，形成"与"的关系式，缩小检索范围。检索结果如图3-13所示，系统不仅检出符合条件的文献，而且提供多种限定显示范围、精简检索结果选项，特别是收录馆选项，显示收录符合检索条件文献的全国各高校图书馆名录。同时检索结果可限定如数字资源数据库，以及不同类型的文献等，充分显示CALIS收录广、全、多、精的特征。

（3）如选择图 3-13 中第 1 种图书，查看详细信息，如图 3-14 所示，系统显示该书的章节目录供参考，系统还提供哪些图书馆收藏有此书的纸书，如果需要购买纸书，还提供购买纸书途径。

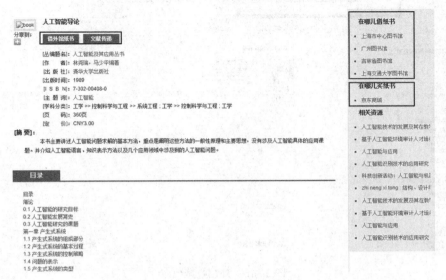

图 3-14 详细信息

（4）文献传递服务。凡查得的文献本校馆没有收藏，需要全文文献时，系统提供借外馆纸书、文献传递服务。按提示操作即可（需要该校馆参加 CALIS 并签有协议），如图 3-15 所示。

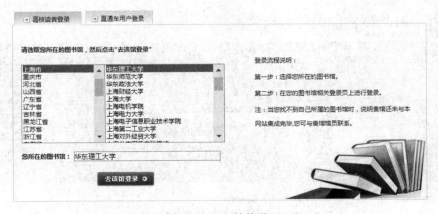

图 3-15 文献传递

(5)选择图 3-15 在哪借纸书下的图书馆名,可得图 3-16 所示界面,系统在此界面上展示该馆收藏此书情况。

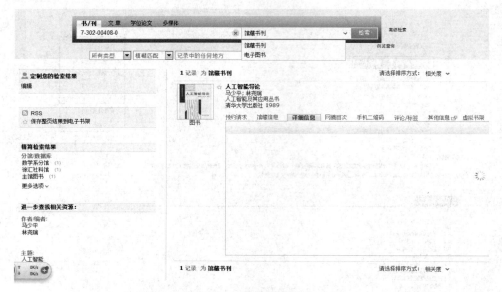

图 3-16 外馆收藏信息

2. CALIS 联合目录公共检索

CALIS 联合目录公共检索主界面系统默认为简单检索,如图 3-17 所示。简单检索提供了 5 条检索途径。还可以选择高级检索,检索界面如图 3-18 所示,其使用非常简捷方便,检出结果如图 3-19 所示。选择单击其中一条,如选择第 5 条,可见详细信息。

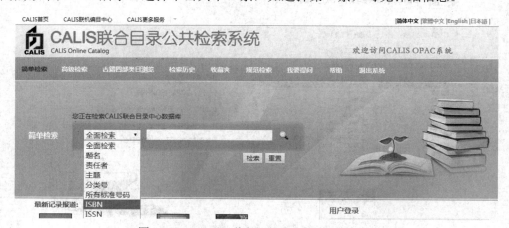

图 3-17 CALIS 联合目录公共检索简单检索

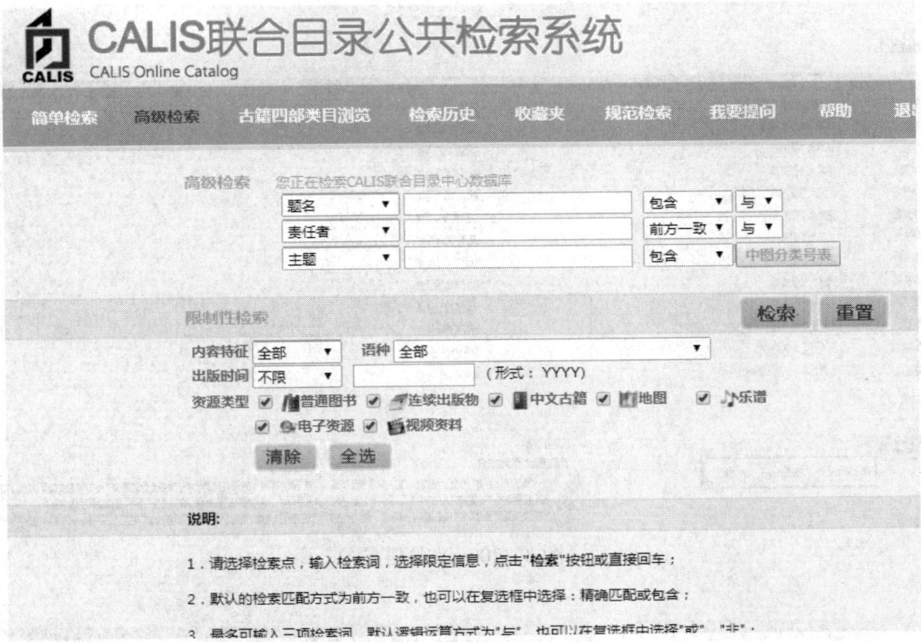

第3章 中文图书检索

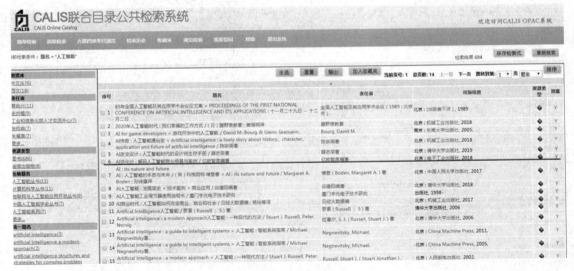

图 3-18 CALIS 联合目录公共检索高级检索

图 3-19 检索结果列表

如果该馆无此书收藏,可查看其他馆藏信息,系统提供了全国高校图书馆中收藏此书的图书馆名单,以及提供文献的方式供选择,体现了 CALIS 集全国高校之力的强大的文献信息保障功能,如图 3-20 所示,需要这些服务的可选择。图 3-21 是发送 Email 的填写界面。

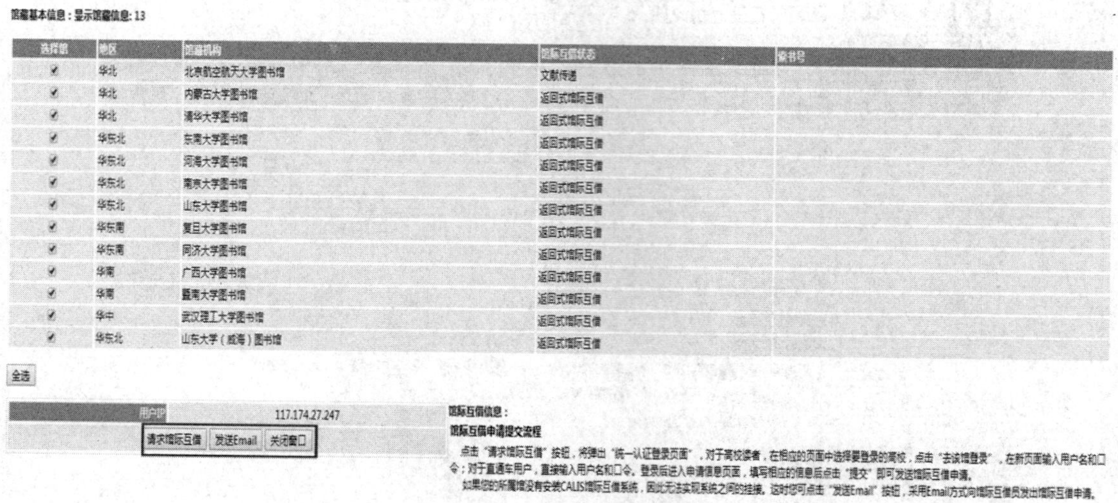

图 3-20 馆藏信息

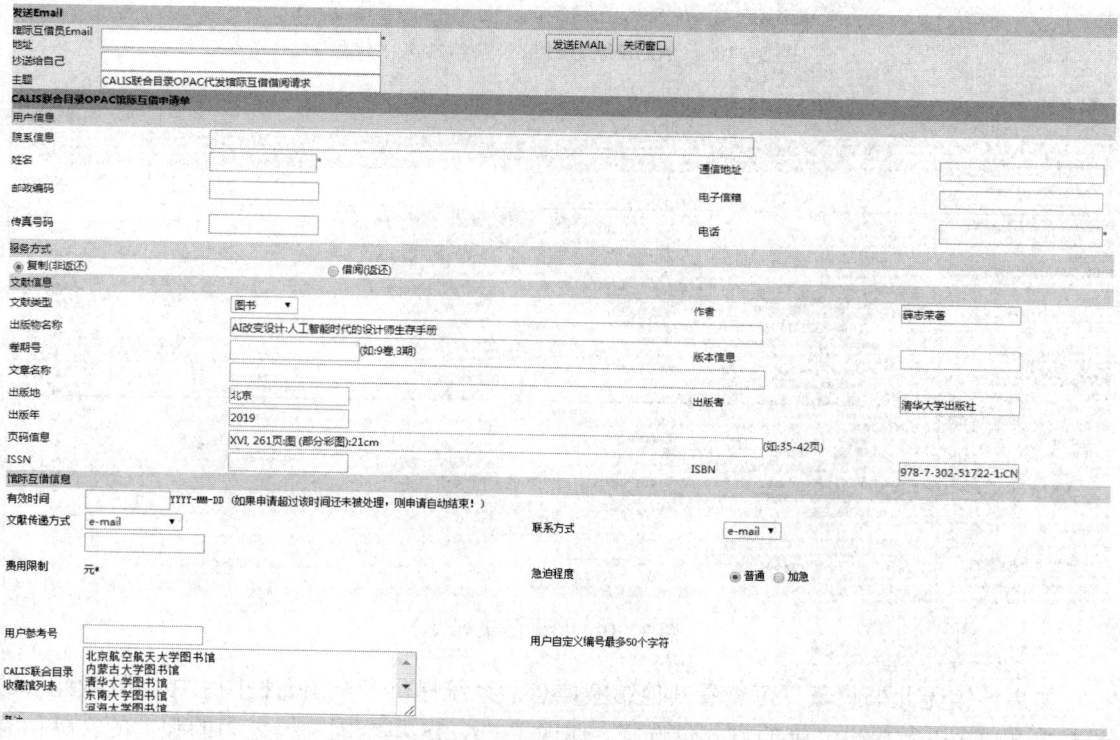

图 3-21 发送 Email 填写界面

3.4 电子图书数据库

3.4.1 电子图书概述

电子图书是继纸质印刷出版物之后出现的一种全新的图书类型,它以二进制数字化形式对图书文献进行处理,以光磁等介质为记录载体,以信息的生产、传播和再现的形式代替传统印刷型图书的制作发行和阅读,是一种新型的媒体工具。读者可以利用计算机进行检索和阅读。

1. 电子图书的特点

1)生动的感受力

由于电子图书采用统一的数字化编码来表示文字与其他信息,这就使得不同种类信息的集成化处理与传递成为可能,即采用多媒体、超媒体技术,使电子图书不仅有详细生动的文字描述,还有高质量的栩栩如生的动画情景和逼真的声音效果,使读者获得更全面、更生动的资料,给人以丰富多彩的感受。

2)强大的检索功能

电子图书提供的检索功能是动态的、多途径的、可组配的,文献任何信息单元(一个字、一个词、一句话)都可借助电子图书的数据库进行检索,文献中任何隐藏的信息都在计算机的严格监控之下。只要按动键钮,调出菜单,即可迅速找到所需要的内容,检索结束后可根据用户需要在计算机屏幕上加以显示或将其打印出来,还可以有目的地进行排序、重组,从而产生新的信息产品。

3)真正的资源共享

随着 Internet 的普及,基于网络的电子图书越来越受到人们的青睐。在信息的检索、文档的超文本链接、交互式阅读等方面,它比光盘图书、传统印刷版图书更具优势。传统的印刷版图书一旦被人借出,其他人就不能使用,而网络版的电子图书则能供多人、多次同时阅读。读者不必亲自到图书馆借阅,只需在办公室或家里通过网络就能阅读图书馆的电子出版物,还可通过网络查阅其他网站的电子出版物,实现真正意义上的资源共享。

4)便捷的资源利用

除检索、借阅外,电子图书还提供比普通印刷品图书更便捷的利用手段。阅读印刷品图书时,读者对需要的内容往往采用复印或抄录等手段保存,而阅读电子图书,读者只需点击鼠标即可完成对所需要内容的保存、修改、编辑等。

5)超高的稳定性

这是因为图书不是一种连续性出版物,电子图书亦是如此,因此在网上的电子图书内容相对比较稳定,极少像电子期刊和电子报纸那样经常性地更新。从这个意义上讲,电子图书一旦做成,就有"一劳永逸"之感。

2. 电子图书系统

电子图书系统是制作、保存、阅读电子图书的软件系统，它完成了电子图书的制作、存储及读者检索阅读全过程。电子图书系统主要由以下3部分组成。

（1）图书高速扫描系统。BHSSS作为数据输入前端设备，由高速扫描仪和对扫描图像进行处理的相关软件组成，具有新书处理、高速扫描、图像处理、图书著录、访问控制和海量信息存储等功能。

（2）纸介质出版物数字化处理系统。是由基于OCR的信息转换、输入软件和全文检索服务器软件组成，提供OCR识别和全文检索功能。

（3）网络图书阅读、评估与信息交换系统。是由大容量磁盘阵列、大型数据库系统和电子图书管理软件等组成，是用来与读者进行交互的界面系统。NBREIES以一个大容量、多媒体的电子图书数据库为基础，向读者提供各种类型文献的阅读、检索和使用。同时为读者提供对图书进行评论的信息反馈渠道。

3.4.2 超星汇雅电子图书数据库

超星汇雅电子图书数据库（http://www.sslibrary.com）是国家"863"计划中国数字图书馆示范工程项目，由北京世纪超星信息技术发展有限责任公司投资兴建，设文学、历史、法律、军事、经济、科学、医药、工程、建筑、交通、计算机和环保等几十个分馆，目前拥有数字图书140多万种。读者可通过互联网阅读其中的图书资料，也可将图书下载到用户的本地机离线阅读。超星汇雅电子图书数据库是全球最大的中文在线图书馆，图书涵盖各学科领域，为高校、科研机构的教学和工作提供了大量宝贵的参考资料。

在IE地址栏中键入超星汇雅电子图书站点主页IP地址进入镜像站点，如图3-22所示。

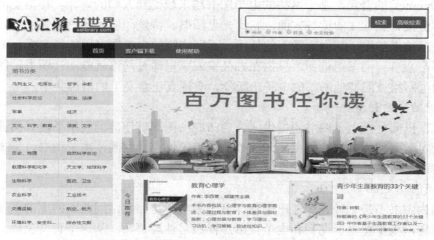

图3-22 超星汇雅电子图书数据库首页

1. 超星汇雅数字图书馆的访问

目前读者阅读及下载超星电子图书，可通过三种途径进行：一是登录"免费图书馆"阅读部分免费资源；二是个人用户购买超星读书卡；三是针对高校等集团用户，由学校购买数据库使用权，提供给本校师生员工检索利用，超星公司以 IP 或用户名方式进行访问控制，同时，也对有条件及有要求的学校提供电子图书的本地镜像。

2. 超星汇雅数字图书馆的使用步骤

（1）链接。普通用户登录超星汇雅电子图书馆官网地址 http://www.sslibrary.com。

（2）下载浏览器、注册器。在阅读电子图书之前，须先下载浏览器并注册。若需建立个人书签的新用户，请先注册，以便下次登录后阅读做过书签的图书。浏览器下载可以通过单击"客户端下载"，"客户端下载"位于主页最上端或者最下端两处，系统提供了三种客户端，选择自己的需要下载安装即可，如图 3-23 所示。

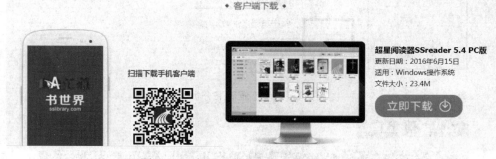

图 3-23　超星汇雅数字图书馆浏览器下载

（3）检索图书。

（4）阅读电子图书。

3. 超星汇雅数字图书馆电子图书检索

超星汇雅数字图书馆提供电子图书的分类浏览、简单检索和高级检索。

1）分类浏览

在超星汇雅数字图书馆的首页上，把整个数字图书资源按照中国图书分类法划分为 22 个大类（见图 3-24）。点击后主界面上显示该类相关图书。系统提供排序选择，提供在线阅读、PDF 阅读、网页阅读几种方式阅读。

2）简单检索

超星汇雅数字图书馆的简单检索可从图书的书名、作者、目录等检索点入手（见图 3-24），同时提供全文检索。检索操作简单方便。用户只需在超星数字图书馆主页上端"信息检索"栏内键入要检索的条件,单击" "即可。例如,检索有关"人工智能"的书籍,只需在首页最上方的检索框内输入关键词"人工智能",单击图书搜索即可,结果如图3-25所示。

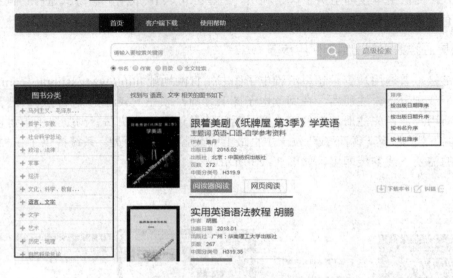

图3-24 超星汇雅图书分类浏览

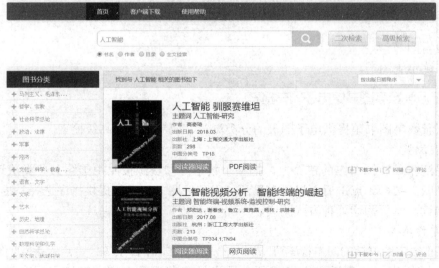

图3-25 超星汇雅数字图书馆简单检索

3）高级检索

超星数字图书馆的包库用户还提供高级检索，利用高级检索可以实现图书的多条件查询。各检索条件之间以逻辑关系进行组配，便于进行目的性、针对性较强的查询。例如，检索 2008 年以来有关"人工智能"的图书，如图 3-26 所示。

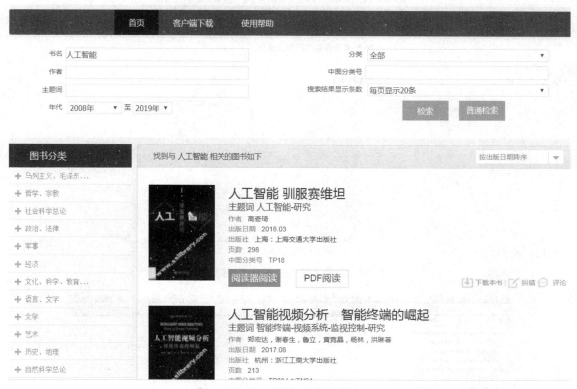

图 3-26　超星数字图书馆高级检索

检索出的结果以文摘形式显示，在每条记录下均有"阅读器阅读""下载此书"等项，用户可以根据个人需要进行下一步选择。

4）阅读电子图书

（1）网页阅读。在书目清单中单击书名链接，链接默认为 IE 阅读，读者可以根据需要进一步选择阅读器阅读或下载。点击"阅读器阅读"或"网页阅读""PDF 阅读"，即可阅读该书全文，如图 3-27 所示。

（2）阅读器阅读。系统提供了许多阅读功能，如文字识别：单击"图书"菜单中的"区域选择"，拖动鼠标选择要识别的区域，松开鼠标键后自动弹出一个对话框，为已识别的文字，用户可对该识别后的内容进行编辑、保存等，如图 3-28 所示。

人工智能时代终端的智能选择

终端设备一路走来经历了单片机、PC 机、ARM、智能手机和平板的时代，语言和算法也从简单汇编、C 语言、Java 发展到了神经网络算法阶段，现在的智能终端已经在芯片和存储的发展推动下具有了强大的算力，GPU/FPGA/ASIC 都将越来越多地应用于终端芯片，闪存的快速发展也使得终端存储的容量和性能更优。未来我们看到的摄像头、车载电子、智能家居或许在外形上和从前没有发生太大的变化，但其底层基础信息架构和深度学习的能力可能已经发生变革。

1 英伟达：荣耀背后的厚积薄发

1.1 英伟达的爆发

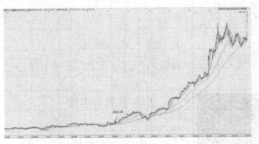

图 1　NVIDIA 近三年的股价表现（单位：美元）
资料来源：Wind，海通证券研究所

图 3-27　超星汇雅电子图书网页阅读全文

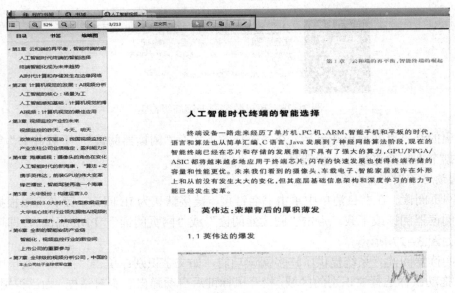

图 3-28　阅读器阅读

（3）其他功能。系统浏览器提供的其他阅读功能，如文字识别、标注、指针等，使用中掌握即可。

3.4.3　超星读秀学术搜索简介

读秀学术搜索是超星公司在基于海量图书搜索基础上开发的多类型学术文献信息搜索系统。文献信息包括期刊、报纸、学位论文、会议论文等多种类型文献资源组成的庞大的知识系统，可以对文献资源及其全文内容进行深度检索，并集搜索、试读、全文传递于一体。读秀现收录300多万种中文图书信息，占已出版的中文图书的95%以上，可搜索的信息量超过16亿页。

1. 读秀学术搜索简介

读秀学术搜索首页与百度、Google相像，首页采用非常简洁的一框式，如图3-29所示。读秀学术搜索最大特点是搜索功能强，搜索方便，可进行全文内深度搜索。它提供的检索途径，是目前各类检索平台中最丰富的，它从多种不同角度形成了一个强大而全面的搜索系统，如整合各类资源，以一次搜索同时获得多种类型文献著称。搜索功能中有类聚搜索，以年代、学科缩小范围，提供相近作者供选择。搜索方式有一框式简单搜索、表单式高级搜索、二次检索在结果中搜索等。

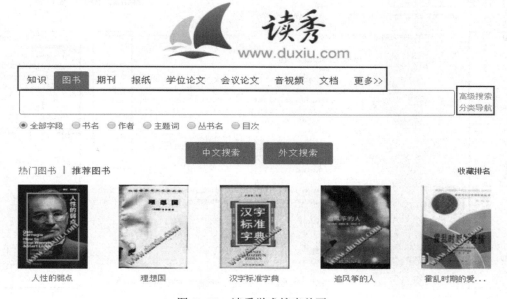

图3-29　读秀学术搜索首页

首页检索框上方的文献类型包括知识、图书、期刊、报纸、学位论文、会议论文、音视频、文档等，可随意切换。

2. 基本搜索

读秀基本搜索，如图3-30所示，在首页检索框中输入检索条件，如"人工智能"，选择文献类型，需要检索图书还是视频或是文章全文，选择字段，选择搜索中文还是外文文献。读秀搜索将搜索结果按选择的类型放置在页面中间位置，并同时自动在其他类型文献中进行检索，结果一并显现在页面的周边位置，一屏显示多种资源，非常方便，如图3-31所示。

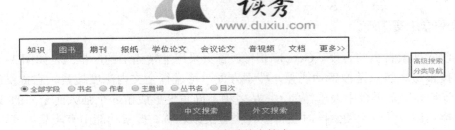

图3-30　读秀基本搜索

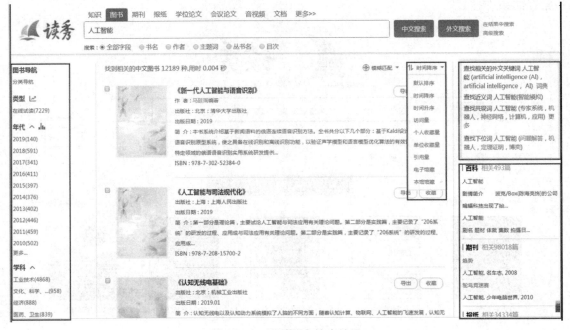

图3-31　读秀基本搜索结果

3. 精确搜索结果功能

在检索出结果过泛、精确检索结果方面,读秀做了许多努力,提供了多种途径供选择,非常方便使用,具体如下。

① 组合检索——类似于百度,输入多个检索词,利用布尔逻辑检索运算进行。
② 在结果中搜索——在检索结果过多时,可反复使用,缩小范围精确结果。
③ 高级搜索——表单式高级搜索(见图3-32)。

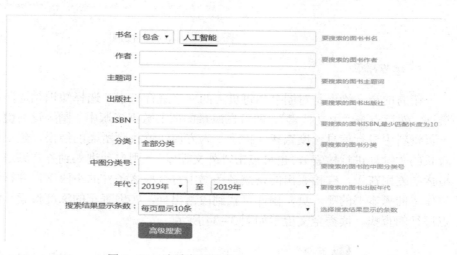

图3-32 读秀高级搜索

④ 聚类功能——学科聚类,按学校将检出结果分类聚合,标出文献数目,并直接点出查看详细结果。
⑤ 年代限定——按时间段显示检索结果数目,并可直接点出查看详细结果。
⑥ 按时间排序——检出结果按出版时间排序,可选择出版时间最新或出版时间最远者排在最前面。

4. 高级搜索

读秀学术搜索表单式高级检索提供作者、书名、主题词、出版社、ISBN等多个字段的组合检索,方便读者更精准地查找到所需图书。也可按分类、起止时间限定缩小结果范围,点击检索输入框"高级搜索"选项,如图3-32所示。如果需要看2019年人工智能方面的新书,年代起止时间设定为2019,检索结果如图3-33所示。

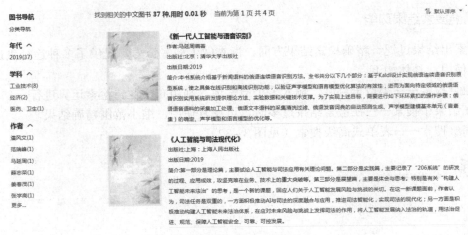

图 3-33 高级检索结果

5. 全文检索

读秀的全文检索是对图书中每页上的文字进行检索,选择知识频道,在搜索框中输入关键词,然后点击"中文搜索",即可在海量的图书数据资源中,围绕该关键词深入到图书的每一页资料中进行信息深度查找(提示:为方便快速找到所需的结果,建议使用多个关键词或较长的关键词进行检索),也可点击"外文搜索",则自动进入到外文频道进行搜索。与图书检索的差别在于,它检索出的是众多图书中符合检索条件的小段落,并标识出此段落出自哪位作者的哪本书的哪一页,由此可找到段落出处,实现真正的深度检索,特别适合围绕知识点进行的查找。读秀全文检索如图 3-34 所示。

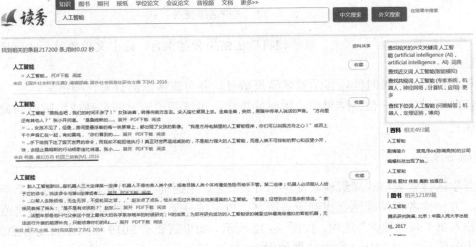

图 3-34 读秀全文检索

检索词在文中以红色字体的方式显示。也可单击"展开"按钮，系统可展开这一段完整的文字，如图 3-35 所示。单击"阅读"按钮，系统直接跳至本书在线阅读，如图 3-36 所示。也可单击 PDF 下载等。

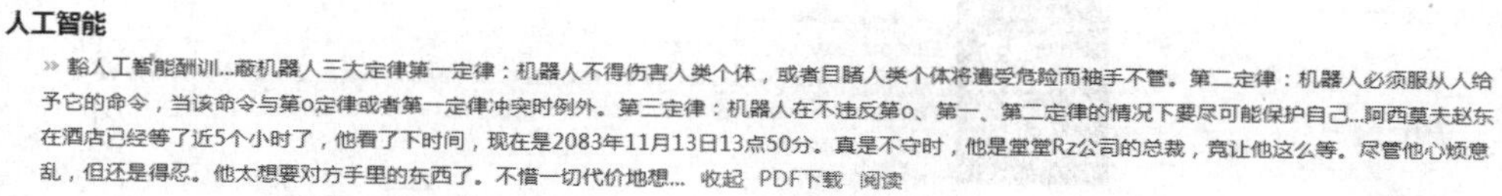

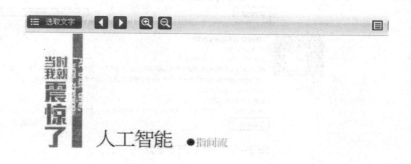

图 3-35　全文检索段落展开

图 3-36　文献阅读

6. 文献获取

使用读秀学术搜索获取文献的方法很多，常用的有本馆纸书、本馆电子全文、网上电子全文及文献传递。

如在检索结果标题后有"包库全文"链接，可单击该链接直接查看本馆电子图书全文。

如本馆没有购买,则可"部分阅读"。显示"收藏馆数量"是购买此书纸书的图书馆数量,点击后可得到按地区、按单位类型排序的图书馆名,单击具体馆名后,可跳接到该馆的馆藏查询系统,获得收藏信息如图3-37~图3-39所示。

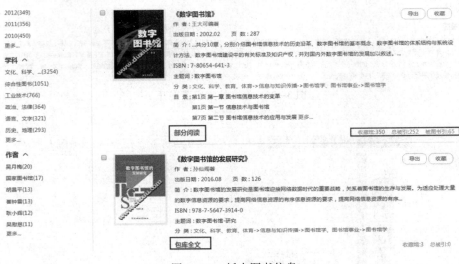

图3-37 纸本图书信息

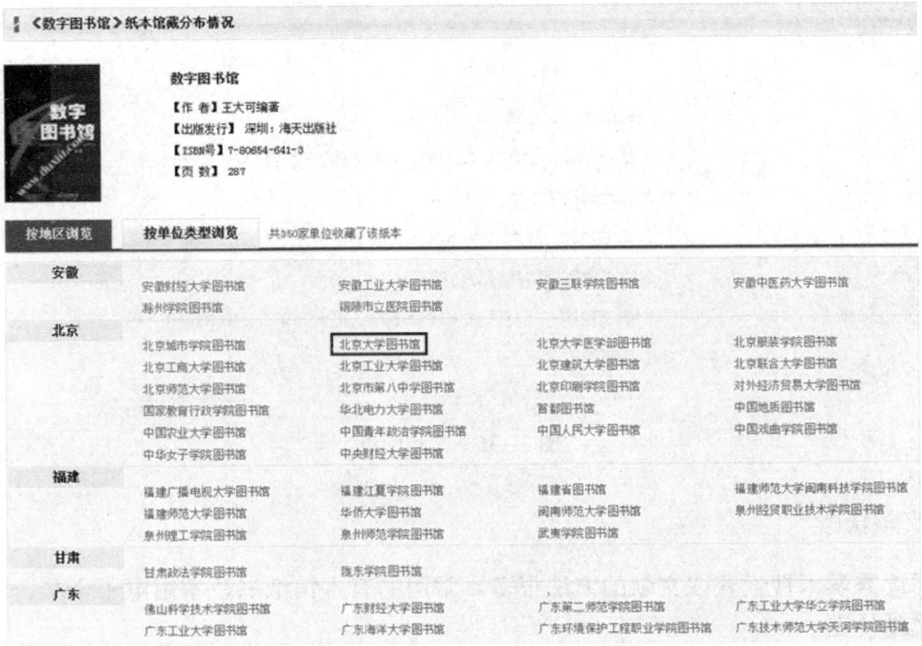

图3-38 收藏纸本书馆名录

第3章 中文图书检索

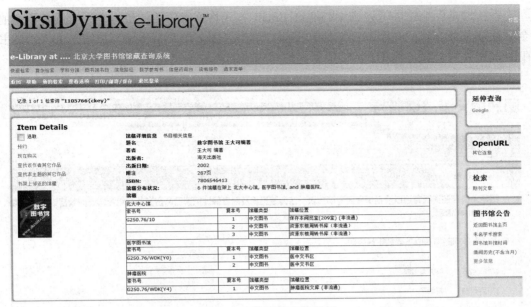

图 3-39 收藏馆查询系统

单击选择图书的链接，则可得到更多信息，如该书被引用情况，获取该书途径，购买渠道及文献传递等，如图 3-40 所示。

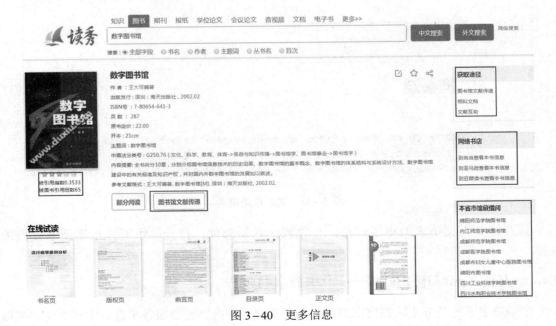

图 3-40 更多信息

文献传递是图书馆参考咨询中心通过 Email 方式将读者所需的资料发送至读者信箱的一种全文获取服务方式。在图书详细信息页面，单击"图书馆文献传递"按钮，进入"图书馆文献咨询服务"页面，如图 3-41 所示。填写相应的需求信息及读者联系信息即可。

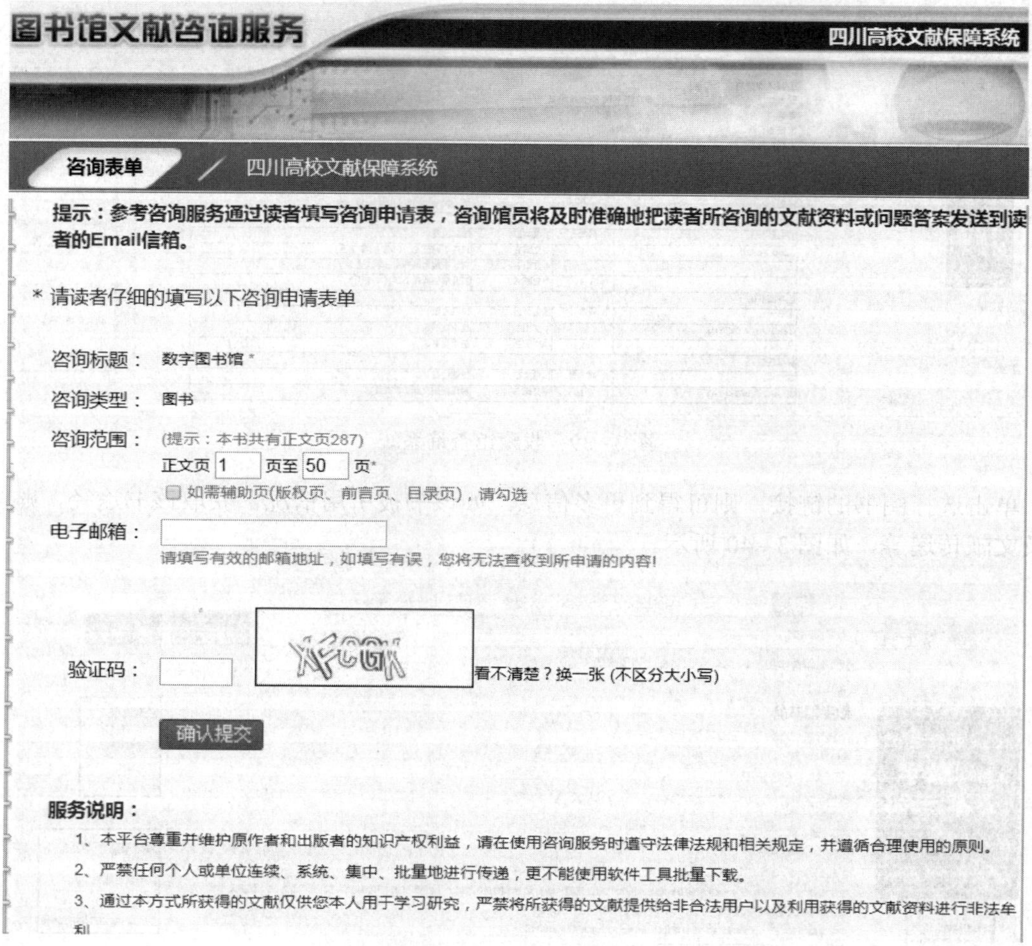

图 3-41　文献传递申请

打开读者提交请求的电子邮箱，会收到一封新邮件，打开即可阅读根据请求发回的文献。

3.4.4　方正 Apabi 电子图书——中华数字书苑

中华数字书苑是方正阿帕比推出的专业的华文数字内容整合服务平台。中华数字书苑以数据库方式，收录了新中国成立以来大部分的图书全文资源、全国各级各类报纸及年鉴、工具书、图片等特色资源产品。旨在为图书馆、企业、政府等客户及其所属读者提供在线阅读、全文检索、离线借阅、移动阅读、下载、打印等数字内容和知识服务。目前，"中华数字书苑"涵盖了 460 万种电子图书书目查询、230 万册电子书全文检索和在线浏览、470 种全国各级各类报纸现报数据的全文检索和在线浏览；33 万张精品艺术博物馆图片，2 400 种工具书全文及 950 万工具书条目的在线浏览，这些文献信息可通过手持阅读器、手机、计算机等终端随时阅读。

1. 中华数字书苑的访问

目前读者阅读及下载 Apabi 电子图书，可通过两种方式：一是通过账户方式访问，由方正公司提供访问的用户名和密码，二是 IP 访问方式，针对高校等集团用户，由方正公司提供校园等机构范围的 IP 段控制，在此 IP 范围内的用户无须提供账号，直接访问。

2. 中华数字书苑的使用步骤

（1）链接。登录 http://www.apabi.com/tiyan，进入"中华数字书苑"首页（见图 3-42）。

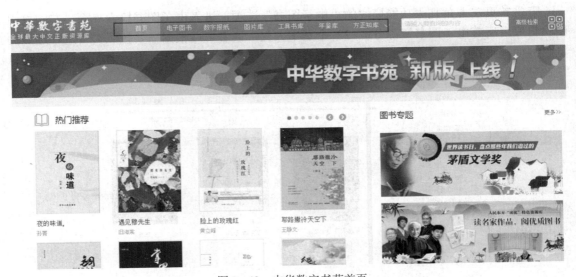

图 3-42　中华数字书苑首页

（2）下载阅读器。平台提供的电子图书资源需要使用 Apabi Reader 方可正常阅读，阅读器下载可以通过单击首页右下角"软件下载"来进行。

（3）资源以 6 个数据库提供，包括电子图书、数字报纸、图片库、工具书库、年鉴库、方正知库。

3. Apabi 电子图书检索

中华数字书苑提供电子图书的分类浏览、简单检索和高级检索（见图3-43）。

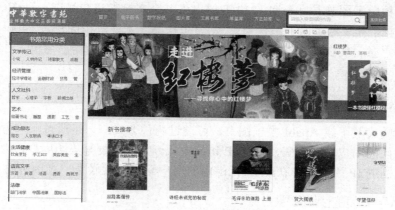

图3-43 电子图书检索

1) 分类浏览检索

点击首页左上角几大功能模块的"电子图书"选项，进入电子图书检索界面，左侧按中图法将库内所有电子图书资源分成22个基本大类，读者可以根据需要按照类目进行逐级浏览。例如，查找关于"无人机"的相关图书，选择"航空、航天"大类，继而选择二级类目"航空"，根据需要，进一步浏览，直至找到所需图书（见图3-44）。

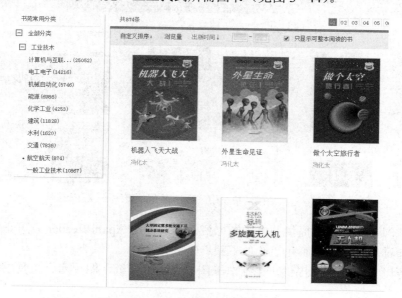

图3-44 中华数字书苑分类浏览检索

2）简单检索

中华数字书苑提供电子图书的简单检索，只需在检索输入框内键入需要检索的关键词即可，例如，检索有关无人机的书籍，只需在检索输入框内键入"无人机"，即可得检索结果（见图3-45）。

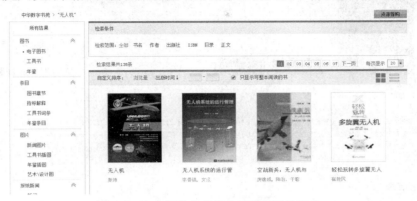

图3-45　中华数字书苑电子图书简单检索

3）高级检索

中华数字书苑提供电子图书的高级检索，利用高级检索可以实现图书的多条件查询。目前，该数据库提供书名、责任者、出版社、出版时间、ISBN号、中图分类号、主题词、摘要等八个检索条件的组合检索，各检索条件之间以逻辑关系进行组配，同时可以对出版年代及显示顺序做相应限定，便于进行目的性、针对性较强的查询。例如，检索2006年以来北京航空航天大学出版社出版的有关无人机的相关书籍，检索设置与结果如图3-46与图3-47所示。

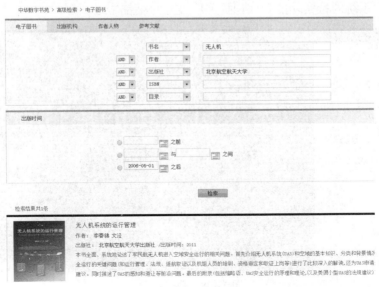

图3-46　中华数字书苑电子图书高级检索

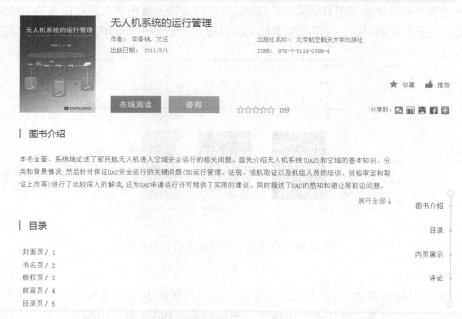

图3-47 中华数字书苑电子图书高级检索结果详细信息

点击书名或图标,即可查看该书详细信息,并提供在线阅读、下载、下载到手持设备、下载到U盘等选项,读者可以根据需要自行选择阅读方式。图3-48为下载后打开的图书全文。相比之下,系统的检索功能和知识扩展广度、深度都略逊一筹。

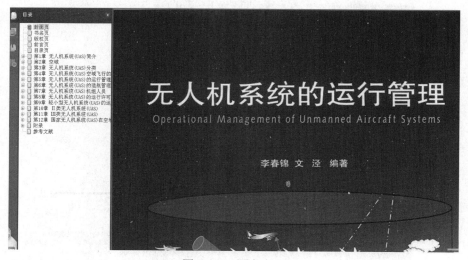

图3-48 图书全文

第 4 章

期刊信息检索

4.1 中文期刊信息资源简介

在各类信息源中,期刊以所含信息量大、新著称。国际国内的最新信息一般先在刊物上发表,各种国际性、全国性的学术会议文献,至少50%发表在期刊上。期刊信息连续、系统,能够反映某一时期、某一学科、某一课题或现象进展变化的状况。期刊有很强的信息检索功能,许多检索工具普遍采用期刊的形式,各种二次文献,也大多采用期刊形式定期报导图书、期刊、科技报告、会议文献等各种类型原始文献,世界著名信息机构提供信息服务,也主要以期刊为基本形式。

期刊信息检索,同样是运用各种载体形态的信息检索系统,根据课题要求,按照一定的方法、步骤和检索语言,利用各种检索途径,从文献信息集合中查找所需期刊文献信息的过程。

期刊信息检索工具种类繁多,按国别划分,有国内与国外之分;按收录的学科范围划分,有综合与专业型之分;按载体形态划分,有印刷、光盘和网络型之分;按出版形式划分,有单卷式(以图书形式出版)与期刊式检索工具之分;按编著方式划分,有目录、题录、文摘和全文型检索工具之分。目前主要以数据库检索平台为主,由于期刊载文篇数众多,使用数据库提供的功能强大的检索平台,可以快速、准确、全面地从数据库中检索出符合条件的信息。

4.2 期刊的特征

期刊特征有以下几点:期刊有(基本)固定的刊名;期刊分卷期长期连续出版,出版的时间又叫刊期,也是基本固定的,如每月一册的月刊,每季一册的季刊等。每期期刊收集多篇文章,这些文章内容均是围绕刊名主题撰写的;期刊设置的栏目是固定的,出版者也是固定的,期刊的版面同样是固定的,如开本、页数、价格、出版者等。期刊的主要著录信息有

ISSN 号、篇名、关键词、摘要、责任者、单位或机构、刊名等，这些特征都可作为检索途径入口，供查询期刊内容信息使用。

期刊文献信息是各类从业人员查找职场、业界等信息的主要信息源，掌握期刊信息的查找方法对未来从业、提升、发现问题、解决问题，了解最新动态和发展状况大有裨益。

下面介绍国内知名的期刊数据库。

4.3　中国知识基础设施工程

CNKI 即中国知识基础设施（China national knowledge infrastructure，简称中国知网）工程，是采用现代信息技术，建设适合于我国的可以进行知识整合、生产、网络化传播扩散和互动式交流合作的一种社会化知识基础设施的信息化工程。该工程由清华大学发起，同方知网技术产业集团承担建设，于 1995 年正式成立。CNKI 早期主打产品为中文期刊文献数据，同时也收录了学位论文、工具书、会议论文、年鉴、报纸等，近年它不断扩大产品的覆盖面和类型，向超大型综合文献数据库发展，已成为国内最著名的文献信息数据库，基本完整收录了我国的全部学术期刊，覆盖所有学科的内容。

该库共分十大专辑出版光盘版和网络版，均有正式出版物号。图 4-1 为中国知网（CNKI）首页。

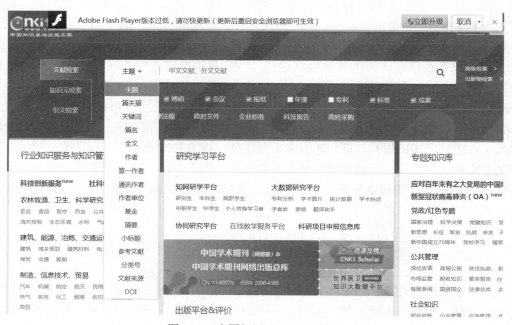

图 4-1　中国知网（CNKI）首页

4.3.1 学术期刊库（网络版）简介

中国知网收录的资源非常全面，常用类型资源全部都包括在内，如期刊、报纸、专利、标准、学位论文、年鉴、科技成果、图书、报告等。

中国知网的学术期刊库是其一个最具特色的文献数据库。该库是目前世界上最大的连续动态更新的中国期刊全文数据库，CNKI 收录中文学术期刊 8 490 种，含北大核心期刊 1 970 余种，网络首发期刊 2 350 余种，最早回溯至 1915 年，共计 6 020 余万篇全文文献；外文学术期刊包括来自 80 个国家及地区 900 余家出版社的期刊 7.5 万余种，最早回溯至 19 世纪，共计 1.2 亿余篇外文题录，可链接全文。图 4-2 为中国知网学术期刊库首页。

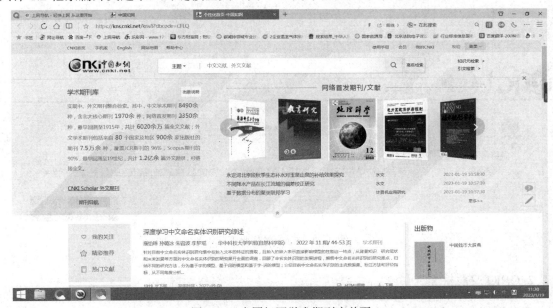

图 4-2 中国知网学术期刊库首页

中国知网收录范围年限从 1915 年至今，部分期刊回溯至创刊。内容覆盖自然科学、工程技术、农业、哲学、医学、人文社会科学等各个领域。产品分为十大专辑：基础科学、工程科技Ⅰ、工程科技Ⅱ、农业科技、医药卫生科技、信息科技、哲学与人文科学、社会科学Ⅰ、社会科学Ⅱ、经济与管理科学。十大专辑下分为 168 个专题和近 3 600 个子栏目。以 Web 版（网上包库）、镜像站版、流量计费等方式提供给用户，每日更新。

4.3.2 CNKI 使用方法

1. 下载和安装阅读软件

CNKI 支持手机阅读、HTML 阅读，HTML、PDF 下载和 CAJ 格式下载，其中 CAJ 格式是CNKI开发的专用格式。

CAJ全文阅读器为CNKI专用的全文阅读器，使用前需要下载、安装CAJ全文阅读器（CAJ格式）。进入CNKI主页（http://www.cnki.net），点击首页最下方的"cnki常用软件下载"，进入中国知网的下载中心，选择下载并保存到本地计算机上即可（见图4-3）。

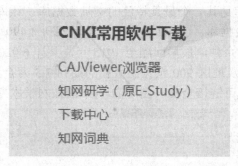

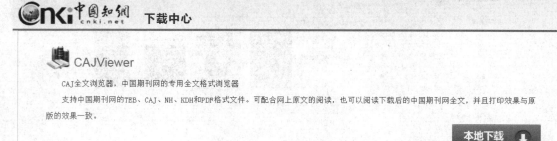

图4-3　CAJ浏览器下载

2. CNKI文献检索

本书着重介绍检索平台的使用方法。根据学术文献检索的要求，为满足不同层次检索者的个性需求，中国知网数字出版平台提供多种检索方式，如图4-4所示。在CNKI首页，上方为检索区，采用一框式快速检索，同时提供高级检索、出版物检索、知识元检索、引文检索供选择。

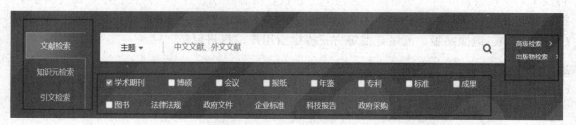

图4-4　CNKI文献检索

1)快速检索

快速检索提供了类似搜索引擎的一框式检索方式,提供选项多达 20 个(见图 4-5)。包括主题、篇关摘(篇名、关键词、摘要的缩写)、篇名、关键词、摘要、小标题、全文、参考文献、基金、中图分类号、DOI、作者、第一作者、通讯作者、作者单位等,使用者可根据需要选择。选后输入所要查找的内容,选择检索框下方的文献类型,点击检索按钮,就可以查到相关的文献。其中 DOI(digital object identifier)是数字资源的识别号,也可称为数字资源的条形码或身份证,由前缀、后缀两部分组成,利用 DOI 可以检索到此号的文章。

主题 ▼	中文文献、外文文献	
篇章信息	作者/机构	期刊信息
主题	作者	期刊名称
篇关摘	第一作者	ISSN
篇名	通讯作者	CN
关键词	作者单位	栏目信息
摘要	第一单位	
小标题		
全文		
参考文献		
基金		
中图分类号		
DOI		

图 4-5　检索选项

同时也可以选择检索区左边的知识元检索或引文检索。知识元检索(见图 4-6)是将文献内容深度剖析成一个个最小的具有完备知识表达的知识单位,分成概念型知识元、数值型知识元、事实型知识元。同样,系统提供多种类型文献选项。检索可以采用问题式,检索条件可用自然问题形式输入,系统自动进入知网随问(见图 4-7),找出相近答案供参考,检索初学者、问题尚不清晰者使用很方便。

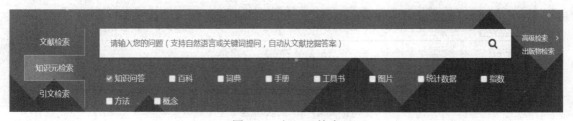

图 4-6　知识元检索

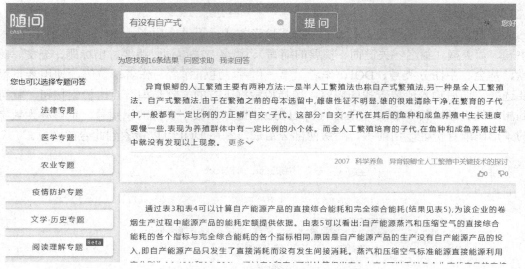

图 4-7　知网随问

引文检索是对文章后引用的参考文献进行检索，可利用参考文献扩大检索范围。提供选项有被引题名、被引关键词、被引作者、被引单位、被引文献来源等。

2）高级检索

高级检索是引入了逻辑关系的检索，可以输入多项检索条件，组配后，进行较为复杂的、结果更精确的检索。CNKI 的高级检索将检索关系式作在表单上，供使用者按需选择。

高级检索一般分为三个步骤进行。

（1）选择检索条件，这里有多个选项，如主题、篇名、关键词、全文、作者、作者单位、摘要等，可根据已知条件进行选择。表单有三组输入栏，若有需要还可以增加。各组间可以根据需要进行布尔逻辑检索式的或、与、非运算符，搭建检索关系式，扩大或缩小检索范围，如图 4-8 所示。

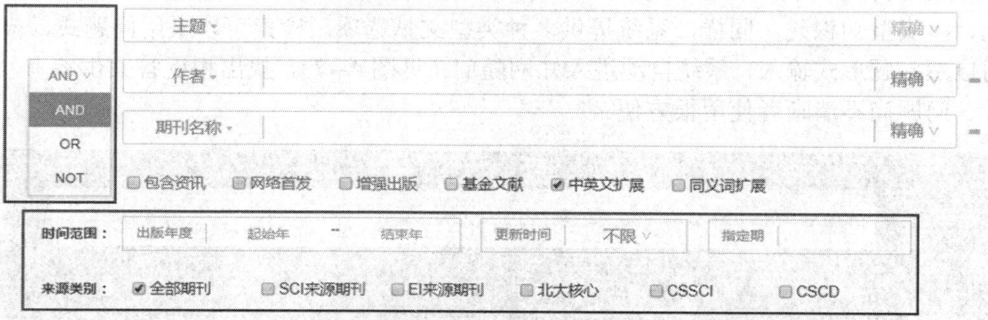

图 4-8　高级检索

（2）输入检索控制条件，进行精确检索或是模糊检索。

（3）对检索结果进行分组筛选。检索结果分组筛选主要通过分组和排序两种分析方法进行筛选排序。一是按来源类别选择（见图4-9）；二是按时间范围筛选（见图4-10），注意界面右则的发表年度趋势图，点击后可见围绕检索条件历年发表文章数量的变化情况，由此判断此研究主题的起始、热度上升及关注度变化情况（见图4-11）。

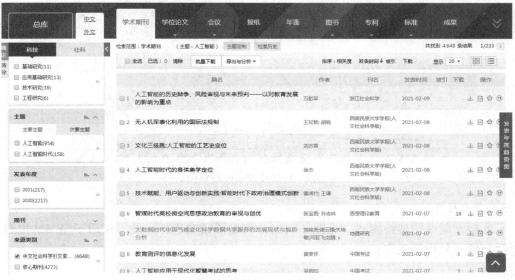

图4-9　高级检索（按来源类别）

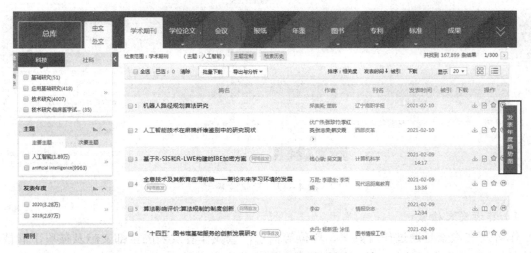

图4-10　高级检索（按发表年度排序）

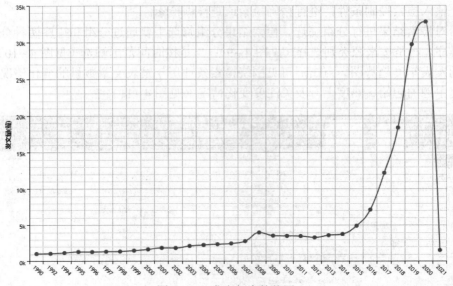

图4-11 发表年度趋势图

3）专业检索

专业检索需要构建检索式（见图4-12），可参照说明进行，此方法用于图书情报专业人员查新与信息分析等工作。

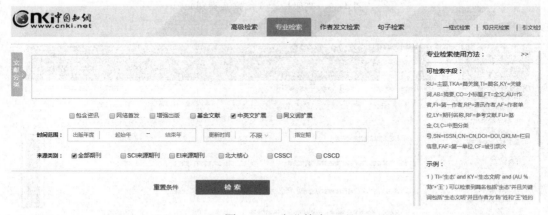

图4-12 专业检索

4）作者发文检索

作者发文检索是通过作者姓名、单位等信息，查找作者发表的全部文献及被引下载情况（见图4-13）。通过作者发文检索不仅能找到某一作者发表的文献，还可以通过对结果的分组筛选情况全方位地了解作者主要研究领域、研究成果等。

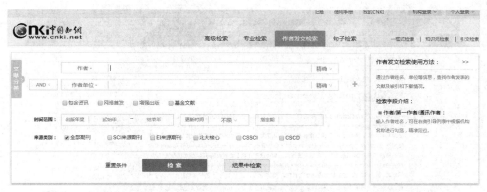

图 4-13　作者发文检索

5）句子检索

句子检索是通过输入的两个关键词，查找同时包含这两个词的句子，查出的是包括句子的小段落，并有该段落的作者、文章名称、出版信息等，方便读者追踪原文（见图 4-14）。此项功能旨在期刊论文中进行全文深度检索，是 CNKI 独有的功能。由于句子中包含了大量的事实信息，通过检索句子可以为检索者提供有关事实的问题答案。

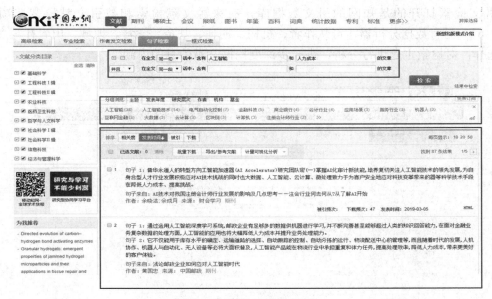

图 4-14　句子检索界面

6）知识元检索

知识元检索（见图 4-15），即随问，类似于知道的发问寻求答案的形式，但检索的内容均取自于各种文献，严谨度高。

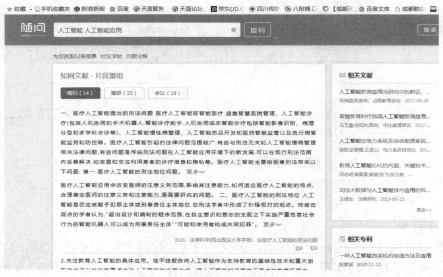

图 4-15 知识元检索

7）引文检索

引文检索打开的是知网的引文数据库，有来源文献检索和被引文献检索选项（见图 4-16）。另有数据分析器，可从作者、机构、期刊、基金、学科、地域、出版社等多个选项中选择，对检索主题进行分析，进一步深度挖掘文献信息的内涵。

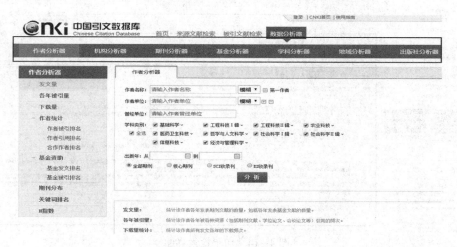

图 4-16 引文检索

8）出版物检索

CNKI 的"学术期刊库"所收录的学术期刊大部分回溯至创刊，最早的回溯到 1915 年，为方便读者检索，目前 CNKI 提供多种出版物检索方式，如期刊导航、报纸导航、年鉴导航、会议导航、工具书导航等，方便读者从各种途径对收录期刊进行检索，在知网首页检索区选择出版物检索，可进入"出版来源导航"界面（图4-17）。界面左边可进行导航选择。

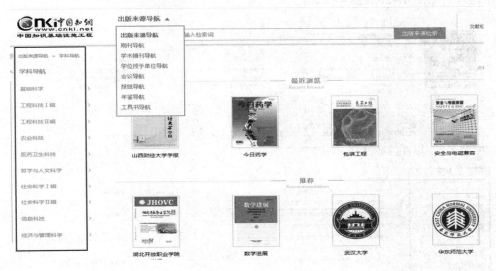

图4-17　出版来源导航界面

进入出版来源导航界面，输入检索条件，如药学，即可检索出符合条件的出版物，点击所选择的期刊后，可浏览期刊的详细信息，以及最新一期的文章目录，界面左边有刊期浏览，可选择关注的年卷期（见图4-18）。浏览期刊详细信息，选择该刊年期，界面中间区域显示

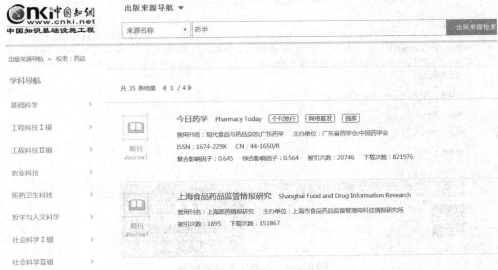

图4-18　出版来源导航

相应期的篇名目录，点击相应文章名，可查看文章摘要信息，选择下载格式（见图4-19）。下拉还可使用CNKI提供的核心文献推荐，以及反映文献间知识脉络关系的引文网络（后面还有详述），（见图4-20～图4-22）。

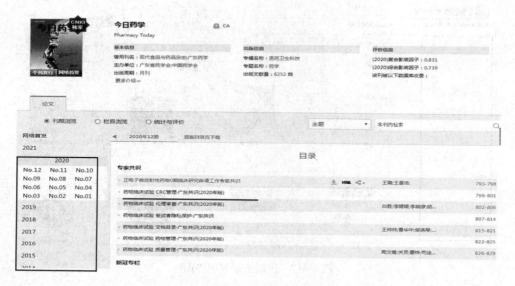

图4-19 浏览期刊目录

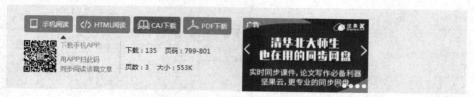

图4-20 查看文章摘要信息

第4章 期刊信息检索

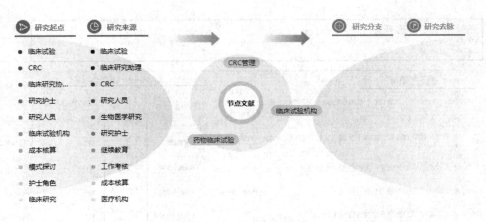

图 4-21 核心文献推荐

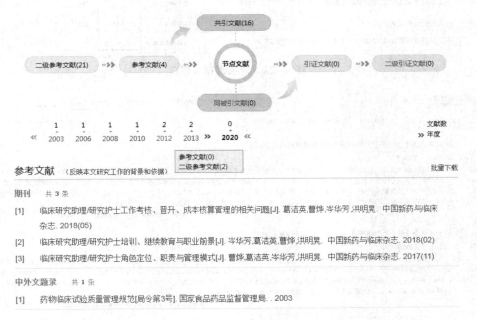

图 4-22 引文网络

3. 检索结果处理分组与排序

CNKI 对检索结果以列表形式展示出来，并提供对检索结果分组分析、排序分析，如图 4-23 所示，以便缩小结果范围，准确查找文献。检索结果分组类型包括：学科类别、发表时间、相关度、被引、语言、作者下载等。显示结果可选择列表式或文摘式,如图4-24所示。

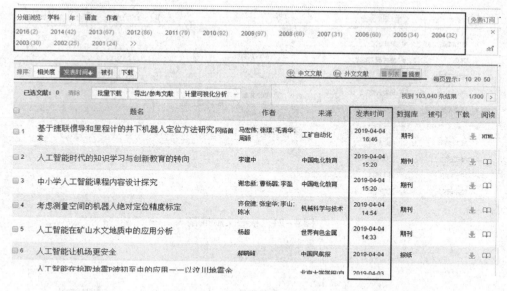

图4-23 分组浏览、排序

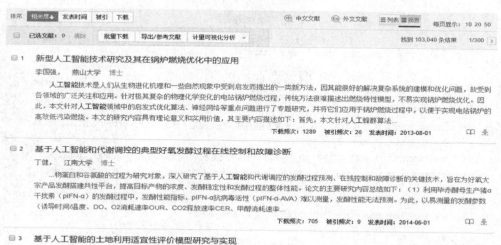

图4-24 文摘式

4. 知识节点、知识网络

CNKI 的知识节点、知识网络，可深入地挖掘检索结果内在的各种有效信息，不仅包含了单篇文献的详细信息，还是各种扩展信息的入口汇集点。这些扩展信息通过概念相关、事实相关等方法提示知识之间的关联关系，达到知识扩展的目的，有助于新知识的学习和发现，帮助实现知识获取、知识发现。

在检索结果页中，可以浏览命中记录的题录、文摘和下载全文。还可以在已有检索结果中进行二次检索，提供记录的各种相关链接。如相似文献、关联作者信息、关键词、引证文献、推荐文献链接等（见图 4-25）。哪篇文章与本文研究相似，谁引用了本文、本文引用了谁，一一揭示得非常清楚，如图 4-26 所示。点击关联作者、相关文献、读者推荐等，

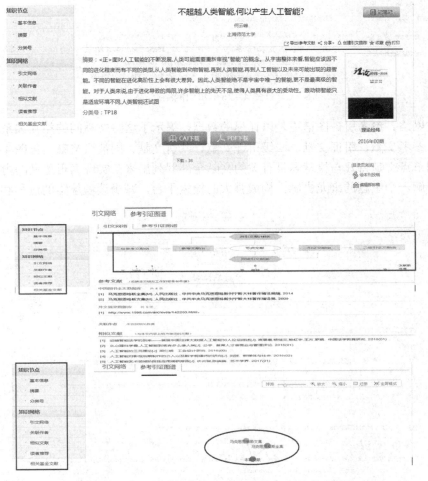

图 4-25 题录的详细信息及引文网络、参考引证图谱

可直接链接到点击字段在中国学术期刊网络出版总库、中国博士学位论文全文数据库、中国优秀硕士学位论文全文数据库、中国重要会议论文全文数据库、国家科技成果数据库、中国专利数据库等数据库中包含的相关信息。提供更多的详细信息，更多的线索，形成一个围绕最初检索要求（词）的文献网络。

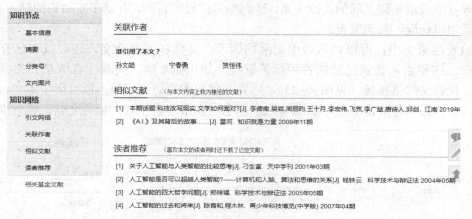

图 4-26　知识网络

而引文网络、参考引证图谱更是以详尽的数据，揭示了这些文献间的相互关系，包括二级参考文献、参考文献、引证文献、二级引证文献、共引文献、同被引文献（见图4-27）。由此可见，知网节点文献将凡与检索题目有关的文献全部罗列出来，实现真正意义的内容整合，通过它可以了解一个主题的来龙去脉，构成强大的检索平台，减少读者检索的过程和压力。

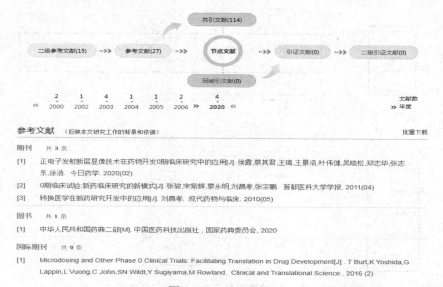

图 4-27　引文网络

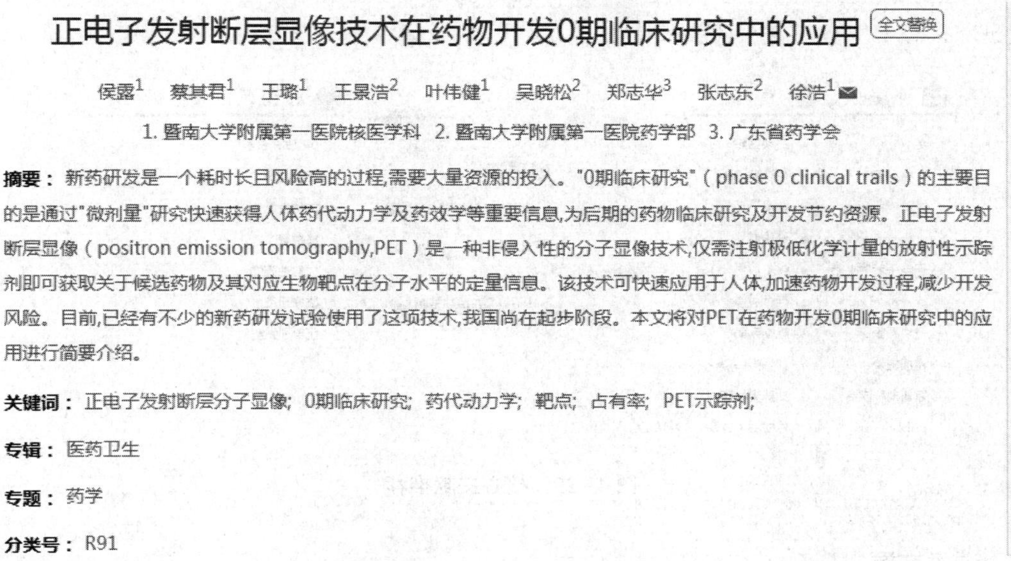

正电子发射断层显像技术在药物开发0期临床研究中的应用 [全文替换]

侯露[1]　蔡其君[1]　王璐[1]　王景浩[2]　叶伟健[1]　吴晓松[2]　郑志华[3]　张志东[2]　徐浩[1]✉

1. 暨南大学附属第一医院核医学科　2. 暨南大学附属第一医院药学部　3. 广东省药学会

摘要： 新药研发是一个耗时长且风险高的过程,需要大量资源的投入。"0期临床研究"(phase 0 clinical trails)的主要目的是通过"微剂量"研究快速获得人体药代动力学及药效学等重要信息,为后期的药物临床研究及开发节约资源。正电子发射断层显像(positron emission tomography,PET)是一种非侵入性的分子显像技术,仅需注射极低化学计量的放射性示踪剂即可获取关于候选药物及其对应生物靶点在分子水平的定量信息。该技术可快速应用于人体,加速药物开发过程,减少开发风险。目前,已经有不少的新药研发试验使用了这项技术,我国尚在起步阶段。本文将对PET在药物开发0期临床研究中的应用进行简要介绍。

关键词： 正电子发射断层分子显像；0期临床研究；药代动力学；靶点；占有率；PET示踪剂；

专辑： 医药卫生

专题： 药学

分类号： R91

图 4-27　引文网络（续）

引文网络显示关联文献相互间的关系信息，包括共引的文献数量、多级参考文献的数量，具体到篇名（中文/英文）、作者、作者单位、摘要（中文/英文）、关键词（中文/英文）等全部信息，点击后可阅读全文，并可以一直追踪下去，形成一个完整的围绕检索条件的无限深度的文献信息网络群，助力读者深度查找需要的信息。

5. 相关推荐、核心文献推荐

CNKI还就题目给出推荐文献，帮助进一步扩大查找思路，如图4-28所示。对于深度研究的读者，知网还给出核心文献推荐，围绕查找题目，给出研究的来源、去脉、分支，极其详尽（见图4-29）。

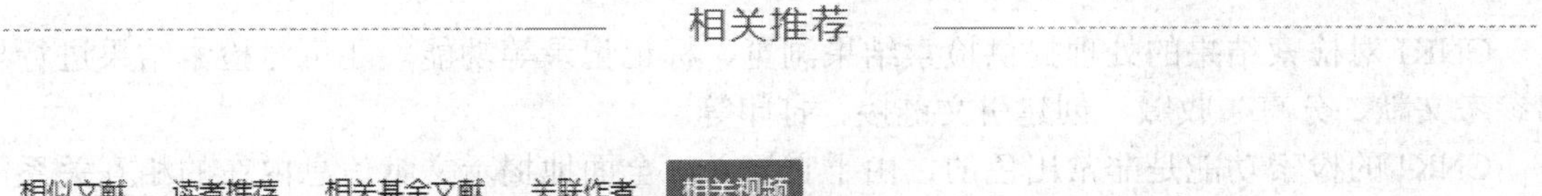

―――――――――――――――――― 相关推荐 ――――――――――――――――――

相似文献　读者推荐　相关基金文献　关联作者　**相关视频**

图 4-28　相关推荐

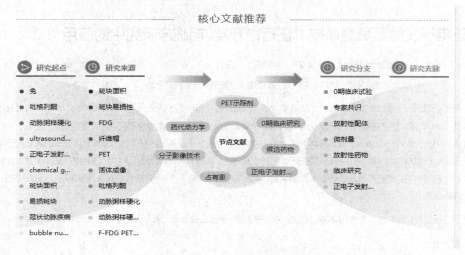

图 4-29 核心文献推荐

6. 读者推荐

CNKI 的读者推荐列出关注本文同一题目的其他读者在下载本文的同时还下载的其他文献,帮助借鉴其他读者的检索思路和关注文献作为新的检索线索,如图 4-30 所示。

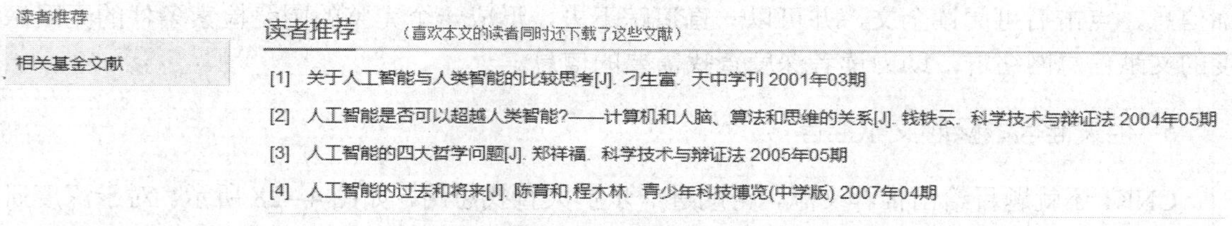

图 4-30 读者推荐

7. 检索结果的处理

CNKI 对检索结果的处理提供检索结果浏览、标记记录等功能。还可对检索结果进行导出参考文献、分享、收藏、创建引文链接、打印等。

CNKI 的检索功能是非常出色的,由于它深入、全面地揭示文献信息内在的相互关系,各种缩小和扩大检索结果方式,广泛全面地提供相关信息,使之成为人们最有力的学习助手,也成为公认的著名的文献信息数字产品。CNKI 采用的是开放式检索界面,检索过程不受限制,下载全文时需要登录账号,也可以用手机扫码阅读。

由于各大数据库检索方式趋于一致,掌握了 CNKI 的资源和检索方法,使用其他数据库时就比较容易。后面的数据库使用将以简单的资源介绍为主。

4.4　万方数字化期刊全文数据库

万方数字化期刊全文是万方数据知识服务平台（http://www.wanfangdata.com.cn/）的重要组成部分，属国家"九五"重点科技攻关项目。万方数据知识服务平台是由万方数据自主建设，基本包括了我国文献计量单位中自然科学类统计源刊和社会科学类核心源期刊的全文资源，是人们了解 Internet 上中文期刊的重要窗口，也是国内著名的文献信息数字产品之一。它的资源收录的比较齐全，类型包括期刊、学位论文、会议文献、专利、标准、科技报告、技术成果、法规、地方志、视频等。

4.4.1　万方数据知识服务平台简介

万方数据知识服务平台内容涉及自然科学和社会科学各个专业领域，汇集中外知名的、使用频率较高的科技、经济、金融、文献、生活与法律法规等 110 多个数据库，记录总数达 1.3 亿多条。此平台实现了各类文献间的跨库一站式检索，与读秀学术搜索平台是以图书为主力资源的大型学术文献搜索平台相似，万方数据知识服务平台实现的是以期刊学位论文文献数据为主力资源的大型学术文献搜索平台。

1. 首页介绍

万方数据知识服务平台采用开放式，首页如图 4-31 所示。是非常熟悉的类似百度和

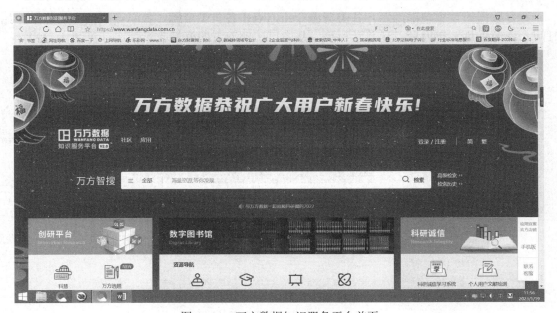

图 4-31　万方数据知识服务平台首页

Google 的一框式检索界面。万方数据知识服务平台首页分成几个区域,即登录区、资源导航区、检索区、其他服务区功能等。

2. 登录区

在万方数据知识服务平台首页右上角为登录区,用户可以在此登录,不过在整个检索和浏览资源过程中可以不登录,只有在下载全文时要求登录。

3. 资源导航区

检索者可以根据自己的需要,选择相应的资源类型,任意切换。如在导航栏选择"学术期刊"进入期刊的浏览和导航页面。万方的做法与读秀相似,就是选择哪种类型文献,系统就将此类文献放在界面中心位置,同时检索出的其他类型文献围绕在界面两边,文献类型选项均放在检索框上方供选择切换,方便读者选择,实现一次搜索多种结果同时可得。

4. 检索区

首页的检索区提供普通一框式检索与高级检索两种方式,并保存检索历史供后续使用参考。

5. 其他服务功能区

其他服务区从多角度提供各项服务,如万方分析、万方检测、万方学术圈、万方书案、万方选题等。

6. 资源介绍

万方数据的首页中部为万方各类资源介绍,点击各类型资源,显示该类资源的收录起始时间、资源总量、年增量、涵盖学科等,从中可了解万方的资源收录情况(见图4-32)。

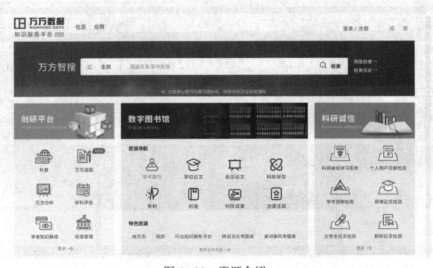

图4-32 资源介绍

4.4.2 万方数据检索简介

万方数据知识服务平台在首页提供了两种检索方式：一般检索和高级检索。

1. 一般检索

一般检索的检索框上方列出了可检索的文献类型，包括期刊论文、学位论文、会议论文、专利、中外标准、科技成果、法律法规、地方志等。各文献类型的检索方法基本一致。系统默认的检索方式是简单检索。

一般检索的检索步骤分为三步：首先点击相应的按钮选择要检索的文献类型，然后在检索区的检索框中输入检索词，点击"检索"，系统即可自动检索文献。

2. 高级检索

图 4-33 为万方数据的高级检索表单界面。表单给了三个检索入口。具体检索步骤如下：
① 选择文献类型；② 选择检索途径，在下拉菜单中有多项选项提供；③ 填检索词并选择逻辑关系，然后选择时间范围以更精确检索结果，当所有的检索信息都填写完毕后，点击"检索"按钮，执行检索。

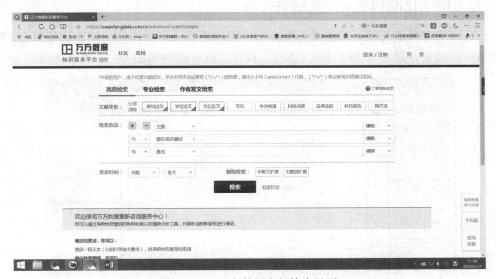

图 4-33　万方数据高级检索界面

4.4.3 万方数据期刊导航

万方数据的期刊导航，可从刊名途径查找所关注的期刊，期刊导航界面如图 4-34 所示，提供有期刊库总资源情况介绍，包括收刊总量、覆盖学科等。每周进行有更新的期刊滚动列于界面中部，同时还提供刊名首字母拼音检索途径，方便查找期刊，并可按核心期刊、SCI、CSSCI 等对期刊检索结果进行限定和筛选。

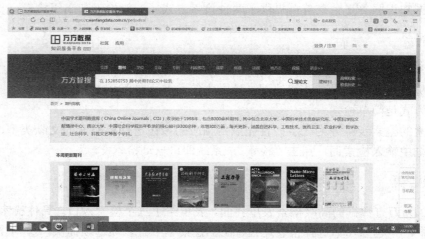

图 4-34　万方数据期刊导航

4.4.4　万方数字化期刊全文检索结果管理

不论选择哪种检索方式，系统都会根据用户的检索要求提供相应的检索结果界面，例如，用户选择一般检索，检索词为"人工智能"，执行检索，会得到图 4-35 所示界面。

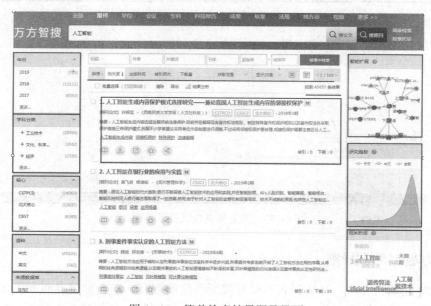

图 4-35　简单检索结果题录界面

1. 检索结果排序

万方数据提供了经典论文优先、最新论文优先、相关度优先三种固定的排序方式,并可以在不同的排序方式之间进行切换。系统默认按相关度优先排序。

相关度优先:用户需要所有和查询条件内容最相关的文献优先排在前面。

被引次数优先:用户需要比较经典,有价值的文献,比如被引用数比较多,或者文章发表在档次比较高的杂志,有价值的文献优先排在前面。

出版时间优先:用户需要本领域最新的研究成果,发表时间比较新的文章优先排在前面。

下载量优先:下载量大的论文,是其他读者浏览后认为参考价值较高的文献,优先排在前面。

2. 检索结果优化

利用二次检索功能可实现初步检索结果下文献的进一步精确定位。系统在输入框中显示上一次检索的检索表达式,检索者可以直接修改检索表达式进行二次检索;也可以将检索范围限定在此次检索结果中,进一步筛选检索结果,即缩小检索范围。系统将检索结果按学科、年份、语种、期刊等级、刊名、出版状态、来源数据库等进行类型聚合,检索者可以点击相应的分类查看其对应的检索结果。同时也可以多个检索限制条件组合进行二次检索。

3. 查看检索结果的详细信息

在检索结果页面上点击选中文献标题,进入详细信息页面,可获得单条资源的详细内容和相关文献信息链接。它不仅包含了单条资源的详细信息如数据库名、题名、作者、刊名、摘要等,还提供了"查看全文"和"下载全文"链接,如图 4-36 所示。点击文章题名,可

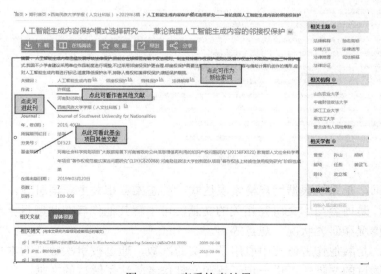

图 4-36　查看检索结果

查看摘要信息、引文链接、文献扩展链接；点击"查看全文"可直接打开 PDF 全文；点击图标也可直接下载 PDF 格式全文。此外，提供的期刊链接、知识脉络、参考文献链接、作者成果链接等，围绕此条文献提供了一个庞大的知识网。

4. 知识网络引文分析

在检索结果界面，系统还提供了一个引文分析系统，可实现引文分析和文献扩展链接。通过梳理分析文献之间、知识单元之间的关系，构成系统的知识网络，以有效发掘和利用资源实现知识更新和工作创新，围绕检索词给出被引频次、智能扩展、研究趋势图，以及相关热词等。给出相关文献、相关视频、媒体资源、相关博文、相关主题、相关机构、相关学者，以及参考文献、引证文献等（见图4-37）。从图中所含信息进行分析，可了解源文献的研究背景，所做研究的依据，以及作者研究之前完成的工作，参考文献、引证文献、作者曾经读过的文献等，进一步了解源文献所做研究工作的发展。

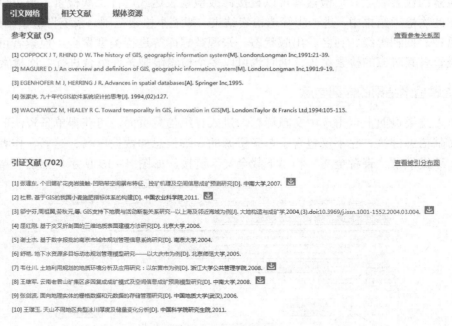

图 4-37　引文分析

相关检索词，是系统根据用户检索表达式，动态推荐相关主题词引导。

相关文献，是内容与本文研究相关的文献，可了解其他作者在此题目上从不同角度、深度进行研究的情况和研究状况、观点等。

被引频次，是其他作者研究中引用了本文的次数，通过被引次数判断本文的价值。

本文作者读过的文献，可进一步了解源文献作者关注了解过的文献。

系统提供的知识网络引文分析，围绕一篇文献进行全面、详尽、深入挖掘和扩展后形成了一个庞大的知识群。

5. 获取原文的方式

在万方数据期刊全文数据库中，获取原文的方式有两种，一种是在线阅读，查找到文献后点击 按钮，但需要登录，或者是直接在检索结果界面下载。此外，外文文献多采用原文传递方式，如图 4-38 所示。传递收到的全文与期刊版面的一致，如图 4-39 所示。

图 4-38　请求原文传递

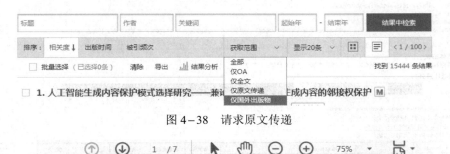

图 4-39　传递收到的原文

4.4.5 论文相似性检测系统

万方数据拥有论文相似性检测系统。系统将送检论文与数据库中的文献进行对比,给出检测报告,报告提供有相似文献的出版信息、典型段落、相似比例等(见图4-40与图4-41)。

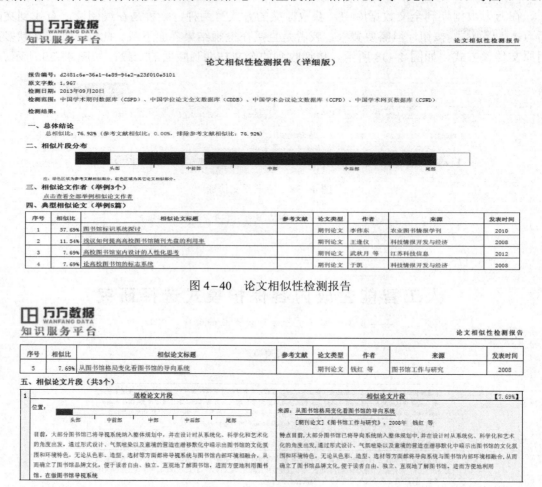

图4-40 论文相似性检测报告

图4-41 论文相似对比片段

4.4.6 知识脉络分析系统

知识脉络分析系统是万方数据为便于使用者掌握研究题目热度及发展趋势而设立的功能,对科技人员掌握发展趋势、选择题目、寻找关注点很有参考价值。它基于万方数据的海量资源,以输入的关键词为核心,以统计各时间段发表的相关文章数量来确定研究热度和趋势变化情况,并以矢量图清晰直观地展示,如图4-42所示。图4-43是考察以"3D打印"

为题目的研究热度,可以看出研究趋势直线上升,并没有走平或有拐点出现,仍处于热点中。系统还针对题目给出经典文章链接。知识脉络分析已经嵌入检索界面,在执行检索时,所得结果界面会自动出现以此检索词为知识点的研究脉络。

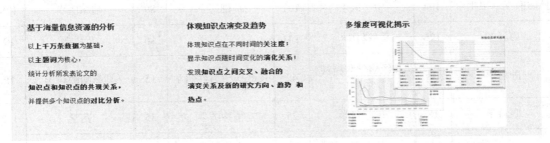

图4-42 知识脉络分析系统

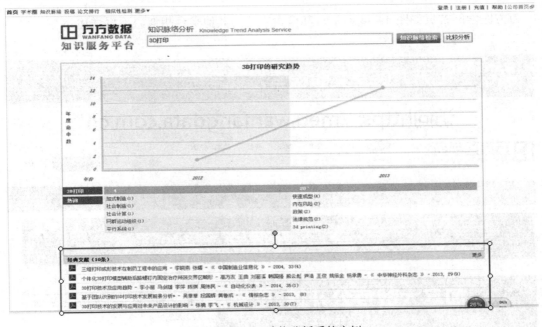

图4-43 知识脉络分析系统实例

4.4.7 万方医学网

万方医学网是万方医学信息科技公司的产品,收录有中文医学期刊1 100种(见表4-1),独家收录中华医学会系列期刊144种,收录中国医师协会系列期刊24种,医学视频1 273部,法律法规107万余条,医学成果15万余条,医学标准1 500余条,医学会议文献49万余篇。此外还有丰富的外文文献,是一个医学专题综合平台。

表 4-1 万方医学网期刊分类情况

期刊分类	数量	期刊分类	数量	期刊分类	数量	期刊分类	数量
预防医学、卫生学	198	中国医学	101	基础医学	89	临床医学	128
内科学	126	外科学	143	妇产科学	16	儿科学	19
肿瘤学	38	神经病学与精神病学	42	皮肤病学与性病学	15	耳鼻咽喉科学	18
眼科学	18	口腔科学	25	特种医学	35	药学	112
大学学报	137	医药卫生总论	144	生物科学	397		

万方医学网首页如图4-44所示，其检索方法同其他平台相似，不再详述。

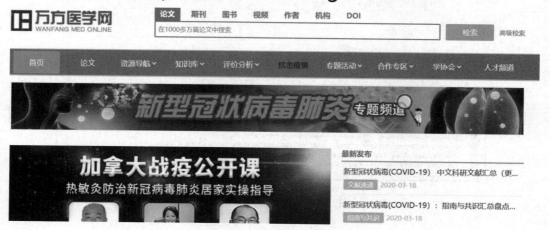

图4-44 万方医学网首页

4.5 维普网

维普网（http://www.cqvip.com）由重庆维普资讯公司开发，其前身是中国科技情报研究所重庆分所,是国内最早中文期刊数据库研究机构,公司网站维普网建立于2000年。是国内著名的中文专业信息服务网站之一,与谷歌学术搜索频道、百度文库、百度百科建立了战略合作关系。

其旗下中文科技期刊数据库收录期刊总数达 12 000 余种,其中核心期刊 1 957 种,文献总量达 3 000 余万篇。具有收录范围广、数据容量大、著录标准全、全文服务快等特点;同时还拥有论文检测、论文选题、考试服务平台等资源。

该网站为开放式首页面(见图 4-45)。检索浏览资源和在线阅读文献首页不需要登录,但阅读次页和下载全文需登录后才能进行。其他部分如图 4-46 与图 4-47 所示。

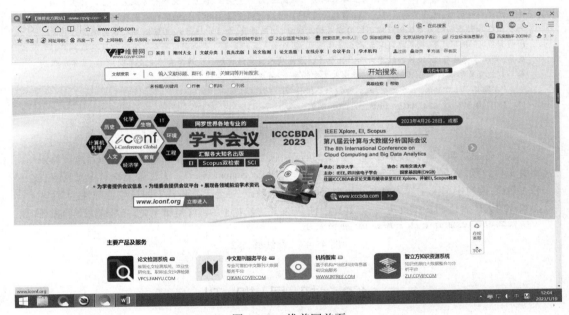

图 4-45　维普网首页

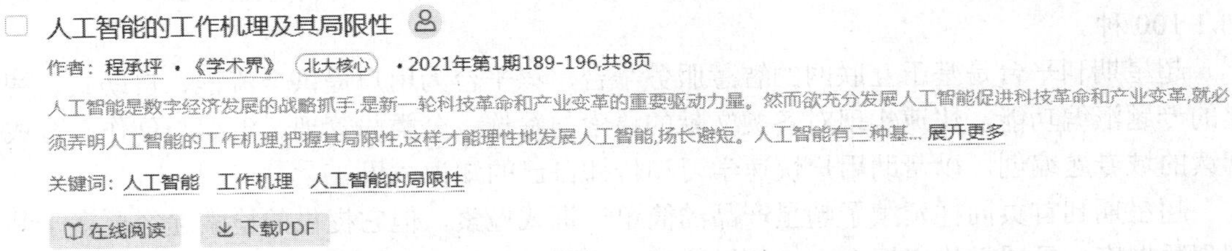

图 4-46　在线阅读 1

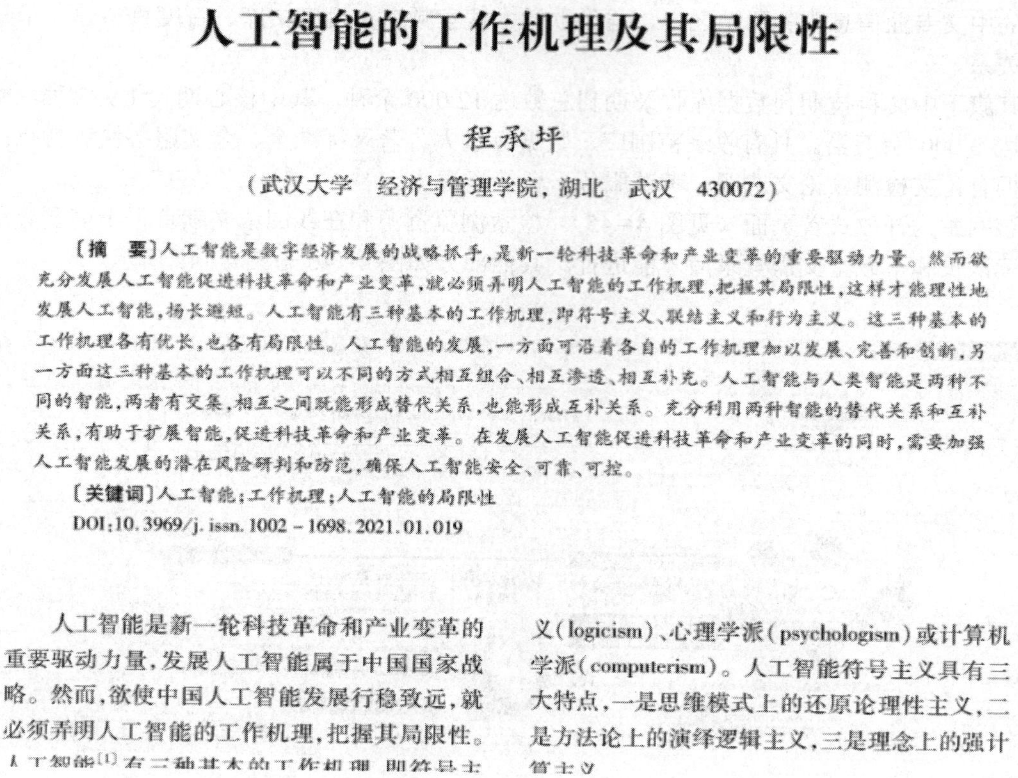

人工智能的工作机理及其局限性

程承坪

(武汉大学 经济与管理学院,湖北 武汉 430072)

〔摘 要〕人工智能是数字经济发展的战略抓手,是新一轮科技革命和产业变革的重要驱动力量。然而欲充分发展人工智能促进科技革命和产业变革,就必须弄明人工智能的工作机理,把握其局限性,这样才能理性地发展人工智能,扬长避短。人工智能有三种基本的工作机理,即符号主义、联结主义和行为主义。这三种基本的工作机理各有优长,也各有局限性。人工智能的发展,一方面可沿着各自的工作机理加以发展、完善和创新,另一方面这三种基本的工作机理可以不同的方式相互组合、相互渗透、相互补充。人工智能与人类智能是两种不同的智能,两者有交集,相互之间既能形成替代关系,也能形成互补关系。充分利用两种智能的替代关系和互补关系,有助于扩展智能,促进科技革命和产业变革。在发展人工智能促进科技革命和产业变革的同时,需要加强人工智能发展的潜在风险研判和防范,确保人工智能安全、可靠、可控。

〔关键词〕人工智能;工作机理;人工智能的局限性

DOI:10.3969/j.issn.1002-1698.2021.01.019

人工智能是新一轮科技革命和产业变革的重要驱动力量,发展人工智能属于中国国家战略。然而,欲使中国人工智能发展行稳致远,就必须弄明人工智能的工作机理,把握其局限性。人工智能[1]有三种基本的工作机理,即符号主义(logicism)、心理学派(psychologism)或计算机学派(computerism)。人工智能符号主义具有三大特点,一是思维模式上的还原论理性主义,二是方法论上的演绎逻辑主义,三是理念上的强计算主义

图 4-47 在线阅读 2

4.6 超星期刊

超星期刊是北京世纪超星信息技术发展有限责任公司于 2015 年 5 月启动、2018 年上线的一个新产品,目前收录期刊总量超过 7 326 种,其中核心期刊超过 1 286 种,独有期刊 1 100 种。

超星期刊平台是基于互联网的智慧服务平台,该平台为用户提供全流程、自助式、智能化的专题汇编功能,快速实现对各类文献的检索与筛选、分类与管理、汇编与创作、合成与阅读的域专题编创,以帮助用户快速学习和传播自己的知识成果。

超星期刊首页同样延续了超星产品的简单一框式检索,但它提供的检索途径更多于其他期刊数据库,且置于检索框上方,便于选择(见图 4-48)。同样超星期刊也提供诸如高级检索、引文分析等,与其他产品相同,在此不一一详述。

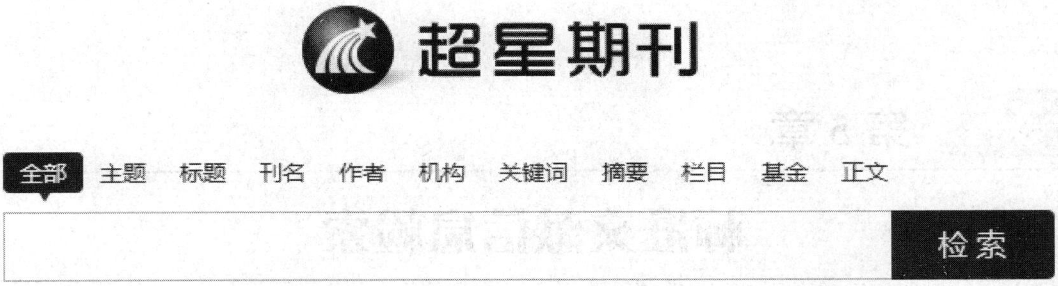

第4章 期刊信息检索

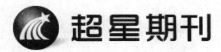

全部　主题　标题　刊名　作者　机构　关键词　摘要　栏目　基金　正文

检索

图 4-48　超星期刊的简单检索界面

第 5 章

标准文献信息检索

5.1 标 准 概 论

标准文献是特种文献之一,现存最早的标准文献是公元前 1500 年古埃及纸莎草纸的文献,其中抄录了处方标准及计量方法。现代标准文献最早起源于英国工业革命。1901 年,英国成立了世界上第一个国家标准组织"英国标准学会",同年世界上第一批现代标准文献问世。此后,美国、德国、法国、日本等国家相继建立了全国性标准化机构,并出版了各自的标准文献。

中国最早的标准可以追溯到公元前 2700 年黄帝建立的度量制,如秦始皇时就第一次统一了全国的度量衡。但是在旧中国,由于经济技术的落后,一直没有自己的技术标准,而是采用外国标准。1957 年,国家科委设立了标准局,1958 年,首次颁布了 128 个国家标准。1962 年,国务院颁布《工农业产品和工程建设技术标准管理办法》,作为中国标准化的重要文件,是标准化工作的政策依据。1978 年,国家标准总局成立,1979 年,颁布《中华人民共和国标准管理条例》。1988 年 12 月 29 日,中华人民共和国第七届全国人民代表大会常务委员会第五次会议通过了《中华人民共和国标准化法》(以下简称《标准化法》),并于 1989 年 4 月 1 日起开始实施。《标准化法》是中华人民共和国的一项重要法律,《标准化法》规定了我国标准化工作的方针、政策、任务和标准化体制等,是国家推行标准化,实施标准化管理和监督的重要依据。1990 年 4 月 6 日,国务院批准制定的《中华人民共和国标准化法实施条例》发布,条例自发布之日起实施。《标准化法》的实施,使我国的标准化工作走上正轨,并为发展社会主义商品经济,促进技术进步,改善产品质量,提高社会经济效益,维护国家和人民的利益,适应社会主义现代化建设和发展需要,解决经济体制和政治体制深入改革等做出了贡献。

5.1.1 标准及标准的特点

标准在我国公布的国家标准《标准化工作指南 第 1 部分：标准化和相关活动的通用术语》（GB/T 20000.1—2014）中定义为"通过标准化活动，按照规定的程序经协商一致制定，为各种活动或其结果提供规则、指南或特性，供共同使用和重复使用的文件"。国际标准化组织（ISO）对标准的定义为"标准是经公认的权威当局批准标准化工作成果"。标准作为科技、生产活动共同遵守的准则和依据，其本质特征是统一，其目的是获得最佳秩序和社会效益。在人们的科技、生产活动中，标准工作及标准文献都发挥着极其重要的作用。

标准的特点是具有权威性、强制性、法律性和时效性。由于标准是由主管机构批准，以特定形式发布，要求社会相关行业共同遵守的规定，所以它具有权威性。标准要求相关行业共同遵守，特别是强制性标准，必须遵守，是它的强制性的体现。标准具有法律性，以标准作为衡量产品和生产活动的尺度与依据，以法律的手段保证标准推行，保障生产质量和社会秩序，体现出标准的法律性。标准具有时效性，是由于科技的进步、生产技术的发展、水平的提高，标准也要做与之相适应的调整，抛弃旧的过时技术要求，适应发展的和新产生的技术，标准就要不断地进行增加、修订和废止，以适应科技发展的需要，其时效性体现在标准按规定在一定的时间范围内有效。

5.1.2 标准的编号

不同的国家和地区，都对本国家、地区所颁发的标准给予编号。标准编号的基本结构为：标准代号+专业类号+顺序号+年代号。

5.1.3 标准的类型

标准类型的划分方法有多种，这里介绍其中主要的几种。

1. 按适用地区和有效范围划分

1）国际标准

国际标准是指由国际标准化组织通过的标准，也包括参与标准化活动的国际团体通过的标准。在《标准化工作指南 第 1 部分：标准化和相关活动的通用术语》（GB/T 20000.1—2014）5.3.1 条规定国际标准的定义为"由国际标准化组织或国际标准组织通过并公开发布的标准"。例如，国际标准化组织（ISO）标准和国际电工委员会（IEC）标准。

（1）ISO 国际标准化组织标准。ISO 是一个组织的英语简称。其全称是 International Organization for Standardization，翻译成中文就是"国际标准化组织"。

国际标准化组织是世界上最大的非政府性标准化专门机构，它在国际标准化中占主导地位。ISO 的主要活动是制定国际标准，协调世界范围内的标准化工作，组织各成员国和技术委员会进行情报交流，以及与其他国际性组织进行合作，共同研究有关标准化问题。

ISO 的目的和宗旨是：在世界范围内促进标准化工作的发展，以利于国际物资交流和互助，并扩大在知识、科学、技术和经济方面的合作。ISO 现有 167 个成员，809 个技术委员会、分委员会及工作组和 30 000 名专家。ISO 的最高权力机构是每年一次的"全体大会"，其日常办事机构是中央秘书处，设在瑞士的日内瓦。

随着国际贸易的发展，对国际标准的要求日益提高，ISO 的作用也日趋扩大，世界上许多国家对 ISO 也越加重视。

国际标准化组织网站 http://www.iso.org，网站首页如图 5-1 所示，现在已经有 82 个国家的标准信息中心向该网提供快速存取，网络已经收入 500 000 件标准、技术法规和其他标准类出版物，有 10 750 个国际标准和 2 700 个国际标准草案的录入数据。

ISO 标准编号形式是 ISO-顺序号-年代。

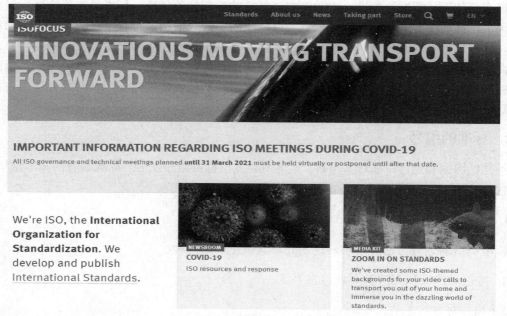

图 5-1　国际标准组织 ISO 网站首页

（2）IEC 国际电工标准化组织标准。国际电工委员会英文全称为 International Electrotechnical Commission，简称 IEC。

IEC 是世界上成立最早的非政府性国际电工标准化机构，负责有关电气工程和电子工程领域中的国际标准化工作。目前 IEC 成员国已达 153 个，包括了绝大多数的工业发达国家及一部分发展中国家，这些国家拥有世界人口的 80%，其生产和消耗的电能占全世界的 95%，制造和使用的电气、电子产品占全世界产量的 90%。其工作领域已经扩展到电子、电力、微电子及其应用、通信、视听、机器人、信息技术、新型医疗器械和核仪表等电工技术的各个方面。

IEC 的宗旨是：促进电工标准的国际统一，电气、电子工程领域中标准化及有关方面的国际合作，增进国际间的相互了解。

IEC 标准编号形式是 IEC-顺序号-年代。

IEC 国际电工委员会网站（http://www.iec.ch）首页如图 5-2 所示。

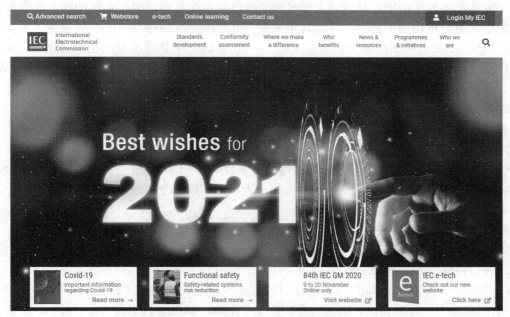

图 5-2　IEC 国际电工委员会网站首页

2）区域标准

区域标准是世界某一区域标准化团体通过的标准，也包括参与标准化活动的区域团体通过的标准。如欧洲标准化委员会（CEN）及欧洲电工标准化委员会（CENELED）制定的欧洲标准等。

3）国家标准

国家标准是根据全国统一的需要，由国家标准化主管机构批准、发布的标准。是对全国经济技术发展有重大意义，需要在全国范围内统一技术要求制定的标准。如我国国家标准、美国国家标准、英国国家标准、日本国家标准等。

4）外国国家标准简介

部分国家标准编号采用了本国代码加其他标准代码格式，如德国、英国标准代码中出现的 EN、ISO 等。

（1）ANSI——美国标准代码。由美国国家标准学会（ANSI）制定。ANSI 是非营利性质的民间标准化团体，实际上已成为美国国家标准化中心，协调并指导美国全国的标准化活动，给标准制定、研究和使用单位以帮助，提供国内外标准化情报。同时，又起着行政管理机关的作用。其网址为 https://www.ansi.org/。

编号方法：ANSI–分类号–序号–年代

例如：ANSI B11.19–2019

（2）BS——英国标准代码。由英国标准学会制定，英国标准学会（BSI）成立于1901年，拥有100多年的悠久历史，是世界上最早的全国性标准化机构，也是英国的国家标准机构，负责制定和更新英国国家标准，并制定了大量国际标准和欧洲标准。BSI代表英国参加国际标准化组织（ISO）和国际电工委员会（IEC），也是ISO和IEC的发起组织者之一。BSI通过提供标准、技术信息、体系评审、产品测试和商检服务，使客户能够高效地开展国际贸易活动。英国标准学会制定和修订英国标准，并促进其贯彻执行。

编号方法：BS–序号–年代

如：BS 5410–2–2018

BS ISO/IEC 21118–2018

（3）DIN——德国标准代码。由德国标准化学会制定。DIN是一个经注册的私立协会，于1951年参加国际标准化组织。是德国标准化主管机关，作为全国性标准化机构参加国际和区域的非政府性标准化机构。

编号方法：DIN–序号–年代

如：DIN 22187–2013

DIN EN ISO 734（2015–06）

（4）JIS——日本工业标准代码。由日本工业标准调查会制定。日本工业标准调查会成立于1946年，由总会、标准会议、部会、专门委员会组成，标准会议下设29个部会，部会负责审查专门委员会会议上通过的JIS标准草案，专门委员会负责审查JIS标准的实质内容。

编号方法：JIS–字母类号–数字类号–序号–年代

例如：JIS C 6011–2011

（5）AFNOR——法国标准化协会标准。法国标准化协会是一个公益性的民间团体，也是一个被政府承认，为国家服务的组织。负责标准的制定、修订工作及宣传、出版、发行标准。

编号方法：NF–字母类号–数字类号–顺序号–年代

例如：NF V47–16–2002

（6）IEEE——美国电器电子工程师学会。IEEE美国电器电子工程师学会于1963年由美国电气工程师学会（AIEE）和美国无线电工程师学会（IRE）合并而成，是美国规模最大的专业学会。

编号方法：IEEE–标准序号–年代

例如：IEEE 1901.1–2018

2. 按成熟程度划分

（1）强制性标准：是国家通过法律的形式，明确要求对于一些标准所规定的技术内容和要求必须执行，不允许以任何理由或方式加以违反、变更，这样的标准被称为强制性标准，包括强制性国家标准、行业标准和地方标准。对违反强制性标准的，国家将依法追究当事人的法律责任。依据我国《标准化法》规定，强制性标准就是技术法规。

（2）推荐性标准：称为非强制性标准或自愿性标准。是指在生产、交换、使用等方面，通过经济手段或市场调节而自愿采用的一类标准。这类标准，不具有强制性，任何单位均有权决定是否采用，违犯这类标准，不构成经济或法律方面的责任。应当指出的是，推荐性标准一经接受并采用，或者各方商定同意纳入经济合同中，就成为各方必须共同遵守的技术依据，具有法律上的约束性。

（3）试行标准：由于标准中的某些数据、试验方法等不够成熟，需要试用一段时间后重新审查，根据各方面的意见以确定是否可以修订成为正式标准，或者应予取消。

3. 按内容性质划分

（1）技术标准：包括基础标准、方法标准、产品标准、安全卫生标准、环保标准等。技术标准是对产品和工程建设质量、规格、技术要求、生产过程、工艺规范、检验方法和计量方法所做的技术规定，是组织现代生产、进行科学管理的重要技术文献。

（2）管理标准：包括基础管理、经济管理、生产管理、技术管理、质量管理、物资管理、安全卫生、环保及行政管理标准。

（3）工作标准：包括基础工作、工作质量、工作程序、工作方法等。

5.1.4 标准的有效期

1. 标准有效期的规定

自标准实施之日，至标准复审修订或废止的时间，称为标准的有效期，又称标龄。各国标准的有效期不同。ISO 标准每 5 年复审一次，平均标龄为 4.92 年。我国规定国家标准有效期一般为 5 年。技术人员应十分关注标准的有效期，防止使用过期标准。

2. 标准的修订

由于技术发展和生产水平的不断提高，标准也会出现陈旧、过时、淘汰现象，如标准技术要求落后或过低、内容与现行法律法规不符，或者顶层通用标准的技术内容发生变化必须进行修订以配套一致等，总之，标准要进行修改以适应技术发展的需要。修改后的新标准，其编号中序号不变，年代使用修改后重新颁布的年代。如：GB/T 6092—2004 和 GB/T 6092—2021 都是对直角尺制定的标准，是对同一事物制定的标准，后者是经 2021 年修订后替代 2004 年原旧标准的新标准。使用标准时要特别注意它的修订情况信息，尤其在购入新产品，维修零部件、配件更换等类似情况时一定要注意它使用的标准情况。

3. 标准的废止

经复审后确认,标准内容已不适应当前生产、使用和经济建设的需要,或者其技术内容已被其他标准代替,或者原技术、产品停止使用和生产,已无存在必要的标准,则应予以废止。

5.1.5 标准文献

标准文献是标准化工作中产生的一系列文献,包括技术标准、管理标准、相关法律法规等具有标准性质的文献。标准文献是记录和传播标准信息的载体,是企业生产、新产品开发的重要依据,标准文献是一种重要的科技出版物。一个国家的标准文献反映该国的经济政策、技术政策、生产水平、加工工艺水平、标准化水平、自然条件、资源情况等内容,对于全面了解该国的工业发展情况,是一种重要的参考资料。

标准文献的主要特点为:能较全面地反映标准制定国的经济和技术政策、技术、生产及工艺水平,自然条件及资源情况等;能够提供许多其他文献不可能包含的特殊技术信息。它们具有法律性、时效性、可靠性和滞后性等特点,有统一的产生过程和出版格式。标准文献是准确了解社会经济领域各方面技术信息的重要参考文献。

5.2 中国标准

《中华人民共和国标准化法》规定我国标准分为四级,即国家标准、行业标准、地方标准和企业标准。国家标准在全国范围内适用,其他各级标准不得与之相抵触。国家标准是四级标准体系中的主体。

5.2.1 中国标准的类型和代码

1. 国家标准

我国在1978年成立国家标准局,并参加国际标准化组织。我国的国家标准由国务院标准化行政主管部门制定,编号方法为:代号—序号—年代。代号由国标二字的大写汉语拼音字母 GB 表示。国家标准分为强制性标准和推荐性标准,强制性标准代号用代号—序号—年代,推荐性标准加字母 T。

例如:GB 2024—2016 针灸针

表示为国家颁布的第 2024 号强制性标准,修改、发布时间为 2016 年。

2. 行业标准

行业是指对没有国家标准而又需要在全国某个行业范围内统一的技术要求所制定的标

准。行业标准是对国家标准的补充，是专业性、技术性较强的标准。行业标准由国务院有关行政主管部门制定，并规定行业标准的制定不得与国家标准相抵触，国家标准公布实施后，相应的行业标准即行废止。

我国的行业标准代码由主管的行业部门依据《中华人民共和国标准化法》和《中华人民共和国标准化法实施条例》的有关规定制定，按照国家标准给出的规则起草，经国家质量技术监督局批准实施，未经国家质量技术监督局依法批准公布的标准代号不得使用。

行业标准编号形式为"行业标准代号–标准顺序号—年代"。行业标准有强制性标准和推荐性标准两种，推荐性标准加字母 T。行业标准代号由两个汉语拼音字母组成，不同的行业有不同的代号，如铁路标准行业代号为 TB、冶金行业标准代号为 YB 等。

例如：YY 0469—2011 医用外科口罩，意为医药行业 2011 年发布的第 0469 号强制性标准。

WS/T 683—2020 消毒试验用微生物要求，意为卫生行业 2020 年发布的第 683 号推荐性标准。

行业标准代号见表 5–1。

表 5–1 行业标准代号表

序号	标准类别	标准代号	行政主管部门
1	安全生产	AQ	国家安全生产管理局
2	包装	BB	工业和信息化部
3	船舶	CB	国防科学工业委员会
4	测绘	CH	国家测绘局
5	城镇建设	CJ	住房和城乡建设部
6	新闻出版	CY	国家新闻出版总署
7	档案	DA	国家档案局
8	地震	DB	中国地震局
9	电力	DL	国家能源局
10	地质矿产	DZ	国土资源部
11	核工业	EJ	国防科学工业委员会
12	纺织	FZ	工业和信息化部

续表

序号	标准类别	标准代号	批准发布部门
13	公共安全	GA	公安部
14	供销	GH	中华全国供销合作总社
15	国军标	GJB	国防科工委
16	广播电影电视	GY	国家广播电影电视总局
17	航空	HB	国防科学工业委员会
18	化工	HG	工业与信息化部
19	环境保护	HJ	国家环境保护总局
20	海关	HS	海关总署
21	海洋	HY	国家海洋局
22	机械	JB	工业和信息化部
23	建筑材料	JC	工业和信息化部
24	建筑工业	JG	住房和城乡建设部
25	建工行标	JGJ	住房和城乡建设部
26	金融	JR	中国人民银行
27	交通	JT	交通运输部
28	教育	JY	教育部
29	旅游	LB	国家旅游局
30	劳动和劳动安全	LD	劳动和社会保障部
31	粮食	LS	国家粮食局
32	林业	LY	国家林业和草原局
33	民用航空	MH	中国民航管理总局
34	煤炭	MT	国家能源局
35	民政	MZ	民政部

续表

序号	标准类别	标准代号	批准发布部门
36	能源	NB	国家能源局
37	农业	NY	农业农村部
38	轻工	QB	工业和信息化部
39	汽车	QC	工业和信息化部
40	航天	QJ	国防科学工业委员会
41	气象	QX	中国气象局
42	国内贸易	SB	商务部
43	水产	SC	农业农村部
44	石油化工	SH	国家能源局
45	电子	SJ	工业和信息化部
46	水利	SL	水利部
47	商检	SN	国家质量监督检验检疫总局
48	石油天然气	SY	国家能源局
49	土地管理	TD	国土资源部
50	铁道交通	TJ	国家铁路局
51	体育	TY	国家体育总局
52	物资管理	WB	工业与信息化部
53	文化	WH	文化部
54	兵工民品	WJ	国防科学工业委员会
55	外经贸	WM	商务部
56	卫生	WS	卫生健康委员会
57	文物保护	WW	国家文物局
58	稀土	XB	工业和信息化部

续表

序号	标准类别	标准代号	批准发布部门
59	黑色冶金	YB	工业和信息化部
60	烟草	YC	国家烟草专卖局
61	通信	YD	工业和信息化部
62	有色冶金	YS	工业和信息化部
63	医药	YY	国家食品药品监督管理总局
64	邮政	YZ	国家邮政局
65	中医药	ZY	国家中医药管理局

3. 地方标准

地方标准是指对没有国家标准和行业标准,而又需要在省、自治区、直辖市范围内统一工业产品的安全、卫生要求所制定的标准。地方标准由省、自治区、直辖市标准化行政主管部门制定,在本行政区域内适用。地方标准同样不得与国家标准和行业标准相抵触。国家标准、行业标准公布实施后,相应的地方标准即行废止。

地方标准编号形式为"地方标准代号-地方标准顺序号前两位-顺序号—年号"。有强制性标准和推荐性标准两种,推荐性标准加字母 T。地方标准代号由 DB 加省、自治区、直辖市行政区划代码前两位数加斜线组成。

例:DB53/T 982.3—2020《林下中药材 三七生产技术规程 第 3 部分:采收和产地初加工》,意为云南省 2020 年发布的第 982 号推荐性标准。

表 5-2 为地方标准代号示意表。

表 5-2 地方标准代号示意表

序号	代号	含义	管理部门
1	DB + 省级行政区划代码前两位	中华人民共和国强制性地方标准代号	省级市场监督管理局
2	DB + 省级行政区划代码前两位/T	中华人民共和国推荐性地方标准代号	省级市场监督管理局

表 5-3 为省、自治区、直辖市行政代码表。

表 5-3 省、自治区、直辖市行政代码表

代码	省、自治区、直辖市	代码	省、自治区、直辖市
110000	北京市	430000	湖南省
120000	天津市	440000	广东省
130000	河北省	450000	广西壮族自治区
140000	山西省	460000	海南省
150000	内蒙古自治区	500000	重庆市
210000	辽宁省	510000	四川省
220000	吉林省	520000	贵州省
230000	黑龙江省	530000	云南省
310000	上海市	540000	西藏自治区
320000	江苏省	610000	陕西省
330000	浙江省	620000	甘肃省
340000	安徽省	630000	青海省
350000	福建省	640000	宁夏回族自治区
360000	江西省	650000	新疆维吾尔自治区
370000	山东省	710000	台湾省
410000	河南省	810000	香港特别行政区
420000	湖北省	820000	澳门特别行政区

4. 企业标准

企业标准是由企业批准发布的标准，仅限企业内部使用。企业标准由企业自己制定，政府管理部门批准备案才能生效。

企业标准编号形式为"企业标准代号-标准顺序号—发布年代号"。企业标准代号由"Q"加斜线和企业代号组成。企业代号可用汉语拼音字母或阿拉伯数字或两者兼用组成，按中央所属企业和地方企业分别由国务院有关行政主管部门和省、自治区、直辖市政府标准化行政主管部门会同同级有关行政主管部门规定。企业标准编号见表 5-4。企业代号由企业定，一般用企业名称的汉语拼音字头或英文缩写的 5 个字母或数字表示。

表5-4 企业标准编号

代号	含义	管理部门
Q+企业代号	中华人民共和国企业产品标准	企业

表5-5为某企业的企业标准。

表5-5 企业标准实例

标准号	备案号	标准名称	企业名称	实施日期
Q/RZH 0001—2019		单向拉伸食品包装用薄膜	日照正宏塑料制品厂	2019-04-26

5.2.2 中国标准分类

中国标准的分类一般标准网站上都有提供，按类目名称查找即可。从分类角度查找标准有一定难度，使用者多习惯使用关键词途径。但在需了解某一专业全部标准制定情况时，使用分类途径是最方便和全面的。

我国标准的分类，采用《中国标准文献分类法》（以下简称中标法，缩写CCS），中标法由国家标准局1984年制定。

中标法的体系结构以专业划分为主，遵从人类的基本生产活动排序，按由总到分的原则进行划分。分类表由一级类目和二级类目组成，一级类目共24个，分别用一位字母表示，具体见表5-6。

表5-6 中国标准分类法一级类目表

A 综合	B 农业、林业	C 医药、卫生、劳动保护
D 矿业	E 石油	F 能源、核技术
G 化工	H 冶金	J 机械
K 电工	L 电子元器件与信息技术	M 通信、广播
N 仪器、仪表	P 工程建设	Q 建材
R 公路、水路运输	S 铁路	T 车辆
U 船舶	V 航空、航天	W 纺织
X 食品	Y 轻工、文化与生活用品	Z 环境保护

一级类目向下划分出二级类目，二级类目由双位数字表示。例如 A 综合类的二级类目划分见表 5-7。

表 5-7　A 综合类二级类目表

00/09　标准化管理与一般规定	65/74　标准物质
10/19　经济、文化	75/79　测绘
20/39　基础标准	80/89　标志、包装、运输、贮存
40/49　基础科学	90/94　社会公共安全
50/64　计量	

使用时，按标准内容，从上至下、从总至分，选择适当的分类号。

例：查找有关包装方面的标准分类号。

使用《中国标准分类法》。

第一步，在中标法一级类目中查找，24 个一级类目，按从总到分的原则排序，以专业划分，包装标准应属于综合类 A 类，确定一级类目号为 A。

第二步，在 A 类二级表中再依次查找，得到：

A80/89　标志、包装、运输、贮存

符合题目条件。确定包装标准的中国标准分类号为 A80。

掌握标准分类对初学者有一定的难度，在实际使用中，分类途径多用于按分类浏览该类全部标准制定情况，而查找标准则多使用主题或标准号方法。标准分类表在各标准网站均有提供，可供使用。

5.2.3　中国标准检索工具

目前人们多使用标准网站的检索系统查找标准，标准网站提供的检索功能强大的检索平台，其使用方法基本一致，使用也非常简单易学。但由于部分企业和单位仍收藏有纸质检索工具，同时，出版界也在继续出版，且网站检索平台采用的名词术语、检索方式、标准的组织方式和检索出的信息也是仿效纸质检索工具，所以学习了解纸质检索工具仍有必要。中国标准的纸质检索工具主要为各种目录。目录分为综合性目录和专业性目录。特别是专业标准汇编类的工具书，将相关标准汇集一册，附多种索引方便查找，并提供标准全文，是科技工作者常用的工具书，由于目前网络标准平台使用更为便捷，纸质版本的检索工具已经逐渐萎缩或停止出版。下面进行简单介绍。

中华人民共和国国家标准目录及信息总汇（2009）

综合性标准目录，由国家标准化管理委员会编，中国标准出版社出版。该目录每年出版一次，收录上一年度批准发布的全部国家标准信息，同时还收录有补充替代的国家标准目录、废止国家标准目录及国家标准修改更正、勘误通知等信息。由于网络查找标准更方便快捷，该书2009年后没再出新版。但其使用术语、格式、内容、方式方法与网络查找相同，可供参考。

该书由四部分组成。

（1）第一部分"国家标准专业分类目录"，收录2002年底止批准发布的现行国家标准2万多项。按中标法顺序编排。每大类前给出CCS二级类目表，正文信息见表5-8。

表5-8 国家标准专业分类目录正文

类号	标准编号	标准名称	采标情况	代替标准
A80	GB/T 13040—1991	包装术语 金属容器		
A80	GB/T 13201—1997	圆柱体运输包装尺寸系列	neq TOCT 21140：	GB 13201—1991
A80	GB/T 13384—1992	机电产品包装通用技术条件		
A80	GB/T 13385—1992	包装图样要求		

表中第四栏为采标情况，采标情况是指为制定标准而采用的相应国际标准情况，是我国产品采用国际标准的一种专用证明标志，是根据《中华人民共和国标准化法》"国家鼓励积极采用国际标准"的规定而专门出台的相应管理办法。采用国际标准是企业对产品质量达到国际标准的自我声明形式。

采标情况有以下几种。

① 采用国际标准：包括采用国外先进标准，是指把国际标准和国外先进标准的内容，通过分析研究，不同程度地纳入我国的各级标准中。

② 等同采用国际标准：是采用国际标准的基本方法之一。它是指我国标准在技术内容上与国际标准完全相同，编写上不作或稍作编辑性修改，可用图示符号"≡"表示，其缩写字母代号为idc或IDC。

③ 等效采用国际标准：是采用国际标准的基本方法之一。它是指我国标准在技术内容上基本与国际标准相同，仅有小的差异，在编写上则不完全相同于国际标准的方法，可以用图示符号"="表示，其缩写字母代号为eqv或EQV。

④ 非等效采用国际标准：是采用国际标准的基本方法之一，它是指我国标准在技术内容的规定上，与国际标准有重大差异。可以用图示符号"≠"表示，其缩写字母代号为neq。

表中第五栏给出被替代的旧标准编号。

（2）第二部分"被废止的国家标准目录"，收录了2002年底止废止目录信息，按被废止标准号排序,给出标准名称信息。

(3)第三部分"国家标准修改、更正、勘误通知信息",收录了 2003 年 4 月发布的国家标准修改信息。按分类号一级类目和标准号,由小到大排序。

(4)第四部分"目录的索引"。索引按标准号顺序排序,给出该标准信息在该书的页码,是目录提供的以标准号途径快速查找所需标准信息的工具。

从目录的结构和提供的索引可以看出,在使用目录正文标准信息时,可以从分类和标准号两条途径进行检索。电子版标准数据库是在纸质标准基础上形成的,同时标准的格式和术语也均有相关标准和规定,所以该书中使用的格式、术语、名词解释在电子标准数据库中同样适用。

该书已有电子版同时发行。

5.2.4 纸质标准文献

由于网络电子标准发行速度快,纸质标准文献已经逐步退出,但目前标准单行本购买者也仍大有人在。

此外,专题汇编本也在发行,如《道地药材标准汇编》由北京科学技术出版社于 2020 年出版(见图 5-3)。

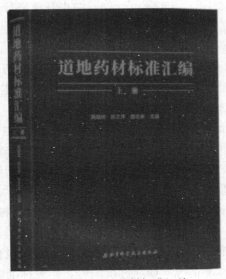

图 5-3 道地药材标准汇编

5.2.5 电子、网络标准信息检索

目前传统的印刷版标准文献已逐步被电子及网络标准文献所替代。一些国外标准化组织已不再出版印刷型标准。ISO、IEC、ANSI、ASTM 等标准化组织还开通了网上标准销售,用

户付款后，即可从网上直接下载所需的标准。

我国标准目前有印刷版，但电子、网络标准信息源以信息量大、方便、快捷等优势，迅速地成为检索标准文献的主要工具，特别是大量的标准网站，提供全面、丰富的标准信息，内容包括标准知识、标准工作最新信息、新标准发布公告、废止修改标准目录、相关法律法规、标准检索及标准服务等，已成为查找标准的常用信息源。

标准专业网站比较多，按提供的内容分，有综合性的标准网站，如标准网。有专业、行业网站，如卫生健康标准网站、化工标准网站等。此外，一些其他专业网站也提供标准方面的内容，如各省的质量网站等。各标准网站的风格及服务方式大致相同，提供内容包括标准知识、标准动态、标准法规、标准书目及文献、标准分类、标准文献检索等。不仅有中国国家标准、地方标准，还提供国际标准、国外标准等。网站提供的标准检索途径很多，如分类、主题、标准名称、标准号等，且使用方便、查找全面、准确、迅速，但大多只提供标准题录，全文需向网站索取，并付以一定的费用，网站以电子邮件等方式提供给用户，相当多的网站还提供纸质标准文献和相关工具书的网上邮购服务。

中国知网、万方数据都推出了国家标准、行业标准全文数据库，国家标准化管理委员会网站也提供了强制性国家标准全文免费阅读服务。

国家规定，国家强制性标准可以网上免费阅读，因此在各标准网站上可以查看全文，其他标准阅读全文须收取一定费用。但实际上一些网站也开放部分其他标准全文免费阅读，这些网站成为人们收集的对象。

以下为一些常用标准网站的地址及介绍。

（1）中国医药信息网（http://www.cpi.ac.cn/）。由国家食品药品监督管理局信息中心建设的医药行业信息服务网站。该网站有20余个医药专业数据库，主要内容包括政策法规、产品动态、市场分析、企事业动态、国外信息、药市行情等。

（2）中国标准咨询网（http://www.chinastandard.com.cn/）。由中国技术监督情报协会、北京中工技术开发公司、北京世纪超星信息技术发展有限公司合作组建。该网站提供各种标准的检索、技术监督信息报道、质量认证信息等，还可提供在线阅读一万多条中国国家标准全文，电子版国内外标准全文数据库。

（3）中国标准网（http://www.zgbzw.com/index1.html）。由机械科学院标准化行业处开办，介绍国内外最新标准化动态，提供标准信息和标准化咨询服务，并有达标产品和获证企业信息。开设有标准新书目、标准知识、每日新闻等栏目。提供在线查询、标准作废通知。作废标准通知可按年月查询作废标准情况，如新标准编号、作废标准编号、作废时间等。

（4）标准信息服务网（http://www.standard.org.cn）。标准信息服务网拥有超过110个国内外标准组织发布的超过35万件国内外标准的题录和文本。在线查询系统支持中英文双语查询功能，一次输入检索条件，可选择检索110多个国内外标准组织发布的标准情况，很方便使用。用户免费注册，可以查询有关标准的详细信息，并享受在线订购服务。

（5）地方标准信息服务平台（http://dbba.sacinfo.org.cn/）。提供国内各地区标准查询，以及备案标准查询。详细信息有标准名称、状态、发布日期、实施日期、标准号、批准发布部门、适用范围，并提供标准全文下载。

（6）国家标准化管理委员会（http://www.sac.gov.cn）。由中国国家标准化管理委员会和ISO/IEC 中国国家委员会秘书处主办。设有中国标准化管理、中国标准化机构、国内外标准化法律、法规、国内外标准介绍、标准目录、制修定标准公告、国标修改通知、采用国际标准、标准化工作动态、标准出版信息、标准化论坛、工作建议，以及废止国家标准目录、强制性国家标准全文免费阅读等 30 多个大栏目。

（7）国家卫生健康委员会标准（http://www.nhc.gov.cn/wjw/wsbzxx/wsbz.shtml）。由国家卫生健康委员会主办。介绍卫生类国家及行业最新标准动态，提供标准信息和标准化咨询服务。

（8）国家药品标准服务平台（http://fuwu.chp.org.cn/）。由国家药典委员会主办，注册可查阅药品标准方面信息全文。

（9）万方中外标准数据库（http://scitechinfo.wanfangdata.com.cn）。由万方数据资源系统网站主办，提供中国及国外各国标准信息。主页搜索栏上方文献类型选择标准即可。

（10）中国知网标准数据库（http://www.cnki.net）。由清华同方、清华大学共同主办的国家知识基础设施 CNKI 工程，包括多个大型数据库，其中的中外标准数据库，可提供标准检索和标准全文。有更新标准信息快、收录全、检索便捷、结果准确等特点。

此外，许多省也开办有标准服务网站，主要面向本地区标准服务开展工作，也提供大量的标准信息、标准新闻及知识。

5.2.6　标准检索举例

本节通过标准检索实例来介绍不同标准数据库检索系统的检索过程及各项功能。

【例 5-1】利用标准网站查找查找有关"医疗器械"方面的中国国家标准。

此题目要求了解关于"医疗器械"方面的中国标准制定情况及标准状态。

1. 国家标准化管理委员会简介

国家标准化管理委员会（http://www.sac.gov.cn）是国务院授权履行行政管理职能，统一管理全国标准化工作的主管机构。在该委员会网站上，除有国家标准化政策、规定、工作进展、最新动态、标准化知识，标准的批准、废除、修订等，还免费提供标准检索和国家强制性标准全文，是国内标准权威网站。

国家标准化管理委员会的标准信息时效快，信息量大，检索时选项多，非常方便使用，真正做到一次输入、全面检索。该网站对国家强制性标准提供全文免费下载，其他标准提供主要信息。

用题目中给出的已知条件，登录"中国国家标准化管理委员会"网站（见图 5-4）。

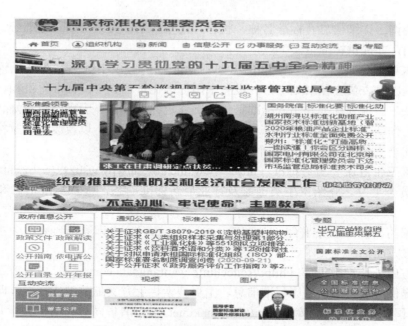

图 5-4 国家标准化管理委员会网站首页

2. 进入检索页

在首页上，选择"全国标准信息公共服务平台"，进入平台（见图 5-5），此界面上有多项标准查询选项，包括标准的类型，如行业、团体、企业、地方、国家标准计划等。提供普通检索及高级检索选项。

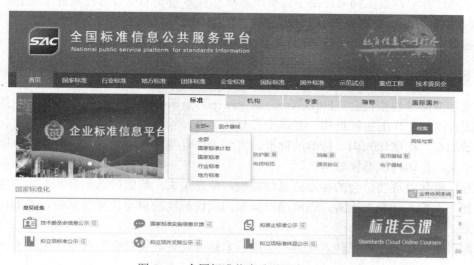

图 5-5 全国标准信息公共服务平台

3. 标准的检索

1）普通检索

国家标准化委员会的检索简单、明了、实用。普通检索提供了国家标准计划、国家标准、行业标准、地方标准 4 种类型选项，输入关键词即可查询（见图 5-6）。如查找"医疗器械"方面的标准，检索结果界面如图 5-7 所示。

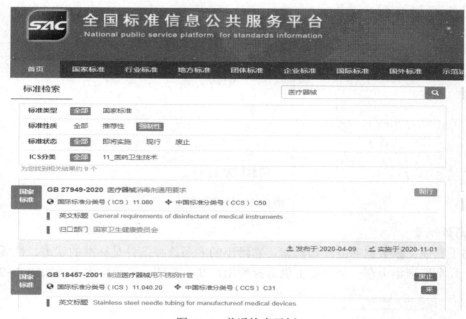

图 5-6 普通检索示例

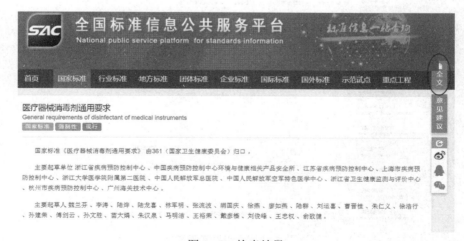

图 5-7 检索结果

单击其中一条检索结果，首先出现的是题录信息，注意屏幕右边，有全文按钮，单击可查看此标准的全文（国家强制性标准可查看全文，其他标准提供主要信息），如图 5-8 所示。

ICS 11.080
C 50

GB

中华人民共和国国家标准

GB 27949—2020
代替 GB/T 27949—2011

医疗器械消毒剂通用要求

General requirements of disinfectant of medical instruments

2020-04-09 发布　　2020-11-01 实施

国家市场监督管理总局
国家标准化管理委员会　发布

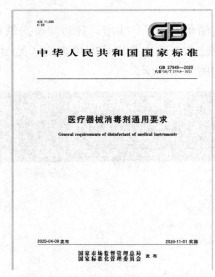

图 5-8　标准全文

2）高级检索

不同于其他文献数据库的高级检索，它给出的多条选择条件是标准的状态、性质、发布时间等十几个选项集中在一个界面上供选择使用，非常方便，高级检索界面如图 5-9 所示。

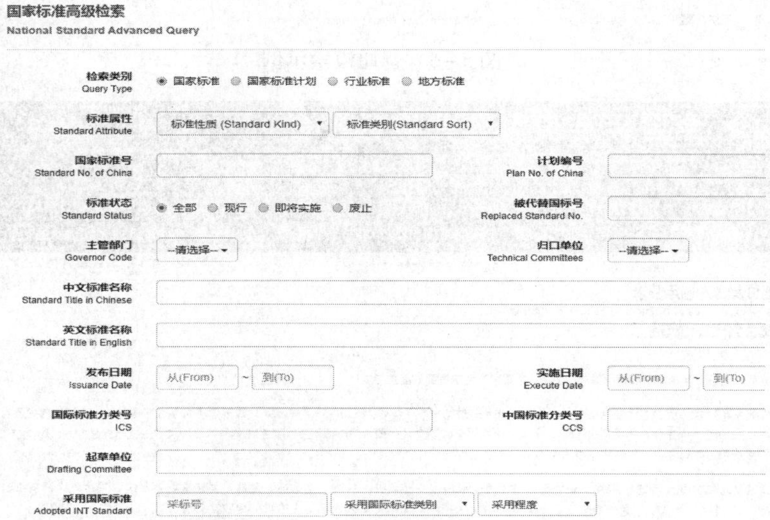

图 5-9　高级检索界面

4. 示例

此平台使用方便，信息全面且权威，如在首页检索框中输入检索词后，可在标准类型中任意切换，选择国标、行标或地标，同时平台还提供标准的制定情况，如正在起草，有更新等信息，便于提前掌握标准制定或变更情况（见图5-10）。

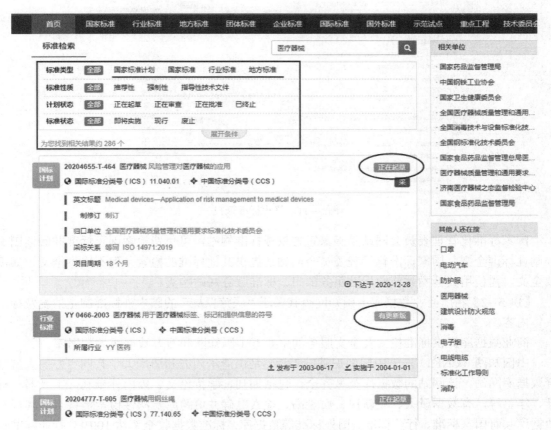

图5-10　标准检索条件选择与切换

5. 废止、修订国家标准查询

终止标准（见图5-11），是由于技术发展和环境变化，一些原制度标准不能适应需要，所以必须定期进行清理、修订或停止使用，按新标准执行，所以必须经常关注标准的修订、更新、废止情况。在检索标准时，系统可将符合检索条件的全部标准情况完整列出，选择标准状态是现行或是废止或是即将实施，一键切换查找，非常清晰方便。

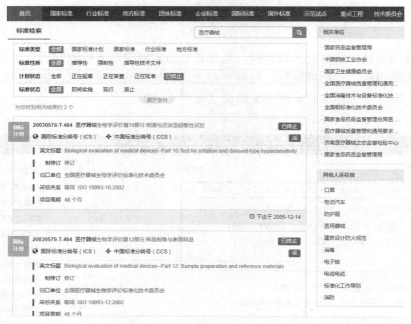

图 5-11 终止标准查找

国家标准化管理委员会网站是国家官方权威标准网站,可免费检索国家标准并阅读国家强制性标准全文。国家标准化管理委员会网站还提供其他标准的检索,但不提供全文,如需要全文,需使用其他网站或向标准服务部门、标准服务网站购买。

【例 5-2】利用商业数据库中国知网查找关于"医疗器械"的国内外标准制定情况及标准具体内容。

商业数据库提供标准检索及全文服务的主要有中国知网和万方数据两大数据库。

中国知网(CNKI)——中国知识基础工程,是由清华同方和清华大学共同主办的大型综合数据库网站。该网站的数据库类型齐全,包括期刊、学位论文、国内外专利、工具书、标准、年鉴等。有数据量大、更新快、质量高、检索准确并可跨库一次性检索等特点。其标准数据库共有国家标准、行业标准、国外标准等数据库,标准数据收全率达 100%,行业标准收全率也达 99.9%。CNKI 的标准全文需要付费。

1. 分析题目

此题目给出的是了解某一特定事物的全部标准制定情况,应该包括国家标准、行业标准、地方标准等,CNKI 的标准数据库可提供中国国家标准及行业标准全文及国外标准数据。

2. 选择相关标准网站

中国知网(http://www.cnki.net)使用前可下载专用浏览器,在 CNKI 首页上有提示,按提示步骤下载后安装即可。

CNKI资源主页如图5-12所示，在资源选项上选择标准即可。

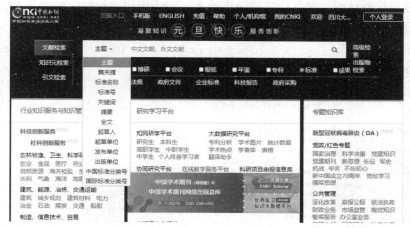

图5-12　CNKI主页上选择标准检索

3. CNKI标准资源介绍

CNKI资源标准数据总库是国内数据量最大、收录最完整的标准数据库，分为中国标准题录数据库（SCSD）、国外标准题录数据库（SOSD）、国家标准全文数据库和中国行业标准全文数据库。国家标准全文数据库收录了由中国标准出版社出版的、国家标准化管理委员会发布的所有国家标准达5万多条，占国家标准总量的90%以上。中国行业标准全文数据库收录了现行、废止、被代替及即将实施的行业标准，全部标准均获得权利人的合法授权，行业标准全文达2万多条，中国标准题录数据库（SCSD）收录了所有的中国国家标准（GB）、国家建设标准（GBJ）、国内行业标准题录达16万多条。

国外标准题录数据库（SOSD）收录了世界范围内重要标准，如：国际标准（ISO）、国际电工标准（IEC）、欧洲标准（EN）、德国标准（DIN）、英国标准（BS）、法国标准（NF）、日本工业标准（JIS）、美国标准（ANSI）、美国部分学协会标准（如ASTM、IEEE、UL、ASME）等标准的题录摘要数据，共计标准约38万多条。国外标准目题录3 038万多条。提供标准全文、标准号、标准名称等12种检索途径。CNKI的标准数据库是标准资源最丰富的数据库之一，有更新及时、收录全、覆盖面广、检索功能强等特点，开放式检索不需要付费，仅在下载全文时需要付费。

4. 检索界面

CNKI同样提供了多条检索选项，标准类型中除有国家标准、行业标准、企业标准外，还有职业标准选项。检索途径入口多达11项，也提供高级检索途径。可选择5种状态，如现行、即将实施、废止等。限定时间范围,多选项组合检索等,完成精确检索。在已获得检索结果后,还可用二次检索缩小检索范围。为方便检索还提供标准分类、学科导航检索。并可实现国家标准和行业标准、国外标准的跨库检索,对中国国家标准、行业标准、国外标准,可一次输入检索条件,同时检索出结果(见图5-13)。

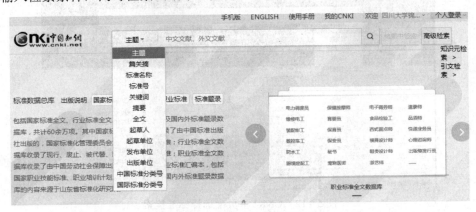

图5-13 CNKI标准检索界面

5. 检索示例

选用标准名称,输入检索条件"医疗器械",结果如图5-14所示。

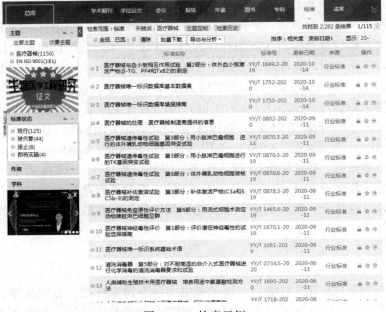

图5-14 检索示例

检出结果符合条件的标准达 2 520 条。若将医疗和器械二词用空格,分开形成"或"关系,检出的数量会有变化,增加到 2 672 条。若选用关键词等,检出数量也会有变化。详细信息如图 5–15 所示。如果查看全文需要付费。检索结果以表格列出主要信息,如标准号、更新日期、来源(类型)等,选中其中一条,可查看详细信息。

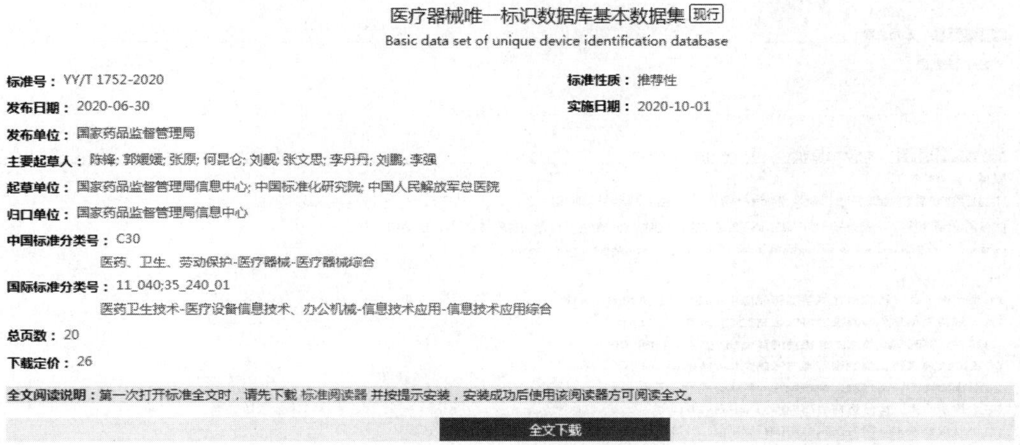

图 5–15　详细信息

　　CNKI 的检索功能强大,一次输入检索条件,检索出的结果包括了国外标准、国内标准、行业标准等。系统给出此项检索结果在不同年度内的分布情况,便于按年代查找。系统还提供标准状态选择,如选择现行标准、被替代标准或即将实施标准。同时,知网强大的揭示文献相关联知识功能,查找到一个标准,知网可以给出相关专利、发明、博士硕士论文、会议论文、科技成果、报纸及标准研制背景等相关信息,显示出知网检索功能强大与揭示深度的特性。图 5–16 为"医疗器械"检索相关联知识。

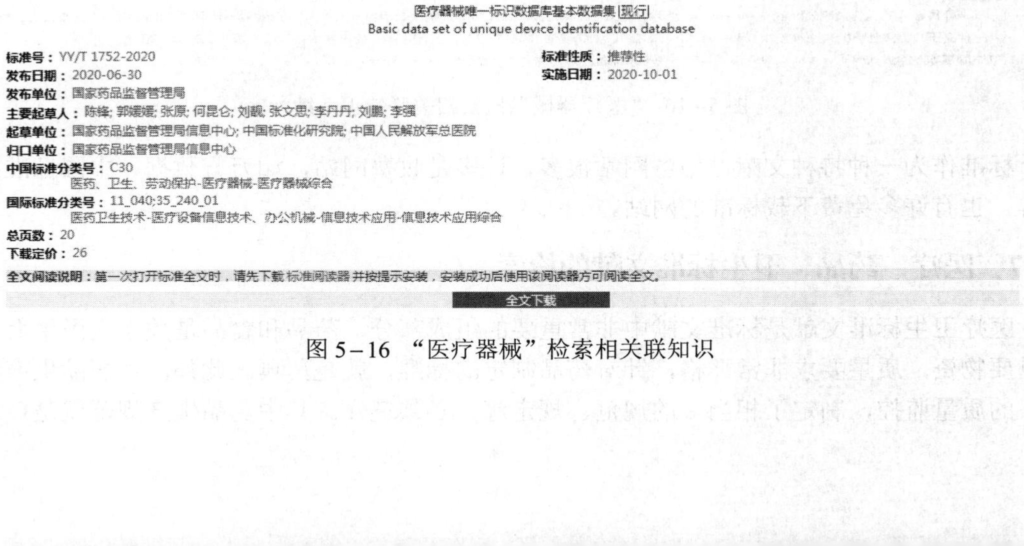

图 5–16　"医疗器械"检索相关联知识

标准间关联

引用标准　被引用标准　代替标准　采用标准

1 GB/T 2260.
2 GB/T 7408.
3 YY/T 1681.

本领域涉及的专利、成果

专利发明　科技成果

未找到相关数据

研究与应用

本标准研制背景　本标准应用动态　所涉核心技术研究动态

期刊　共765条

[1]重症监护的基本数据集探讨[J]. 靳萍,尚邦治,杨舒,张玉洁. 医疗设备信息. 2005(10)

[2]多国议会数据集及平台建设研究[J]. 黄佳妮,王君领,沈嘉裕,王伊杨,张约翰,王佳敏,胡吉明,陆伟. 情报工程. 2020(02)

博士　共55条

[1]聚类有效性分析及其在电学层析成像中的应用[D]. 王建培. 2017
[2]大规模数据集高效数据挖掘算法研究[D]. 申彦. 2013
[3]科学计算时变数据集的数据挖掘算法研究[D]. 吴国青. 2009
[4]面向大规模数据集的谱聚类方法研究[D]. 陈丽敏. 2015
[5]数据驱动的城市尺度人类移动性研究[D]. 潘林. 2016
[6]大规模数据聚类分析方法研究[D]. 冯进玫. 2015
[7]半监督低秩矩阵学习及其应用[D]. 贺杨成. 2015
[8]属性子集选择算法及其推荐方法研究[D]. 王广涛. 2017
[9]面向复杂数据的聚类算法研究[D]. 陈梅. 2016
[10]自然邻居思想概念及其在数据挖掘领域的应用[D]. 冯骥. 2016

共6页　1 2 3 4 5 6 下一页 末页

硕士　共392条

[1]基于密度和方向的聚类算法研究[D]. 肖鄘. 2019
[2]面向混合数据集的聚类方法研究[D]. 江思源. 2019
[3]面向不完备数据的三支聚类方法研究[D]. 杨林. 2018
[4]不平衡数据集均衡化方法研究及其应用[D]. 张鹏. 2018
[5]基于多源特征的可能模糊共聚类方法研究[D]. 任嘉琪. 2019
[6]半监督不平衡数据的分类[D]. 龙俊妃. 2016
[7]一种改进的密度峰值聚类算法[D]. 刘俊. 2018
[8]基于改进的CURE聚类的原型选择算法及其应用研究[D]. 孙元元. 2019
[9]基于非平衡数据集的贷款违规预测研究[D]. 谢艳晴. 2019
[10]基于采样处理的不平衡数据集问题的分类学习[D]. 尚旭. 2017

共40页　1 2 3 4 5 6 7 8 9 10 下一页 末页

中国会议　共36条

[1]基于数据仓库的企业指标分析系统[A]. 缪国宇,刘洪鹏,苏文学,刘荣生,赵相东. 中国计量协会冶金分会2012年会暨能源计量与节能降耗经验交流会论文集
[2]一种基于数据集性质的快速等差模式聚类算法[A]. 郭景峰,杜京,马倩,邹晓红. 第二十五届中国数据库学术会议论文集（二）[C]. 2008
[3]挖掘基本显露模式用于分类[A]. 范明,魏芳. 第二十一届中国数据库学术会议论文集（技术报告篇）[C]. 2004

图 5-16 “医疗器械”检索相关联知识（续）

标准作为一种特种文献，服务网站很多，许多是收费网站，如万方数据、中国标准服务网等，也有许多免费下载标准的网站。

5.2.7 医疗、药品、卫生标准文献的检索

医疗卫生标准文献是标准文献中非常重要的组成部分，药品和食品是关系人民生命安全的重要物资，质量要求非常严格，针对药品制定的标准，就是药典。此外，对药品生产实行严格的质量监控，制定了相当多的规范、规定等，必须遵守。其中药品生产规范就是GMP

《药品生产质量管理规范》、药品销售的 GJP《药品经营质量管理规范》。而涉及医疗器械等则归入相应的国家标准和行业标准中。

1. 药典

药品的标准就是药典，是国家记载药品标准、规格的法典，一般由国家食品药品监督管理局主持编纂、颁布实施，国际性药典则由公认的国际组织或有关国家协商编订。药典属于药品类的标准，具有标准文献的所有特征，由于药品对人生命健康的重要性，制定的标准必须严格执行，所以为强制性标准。各国对药品都制定或采用了其他国家地区的标准，常用的国外或地区的药典主要有以下几个。

1）国际国外常用药典

（1）美国药典（USP）是由美国政府所属的美国药典委员会编撰出版，每年更新。2020年为第 43 版。

（2）英国药典（BP）由英国药品委员会正式出版的官方医学标准，每年更新。

（3）日本药局方（JP）由日本药局方编辑委员会编写，日本厚生省颁布执行。

（4）欧洲药典（Ph.Eup）由欧洲药品质量管理局（EDQM）负责出版和发行，除改版外，出版增补本。

一些专业网站提供国外药典的在线查找，一般使用药品名称作为查找条件，如药典在线数据库（https://www.drugfuture.com/standard/）。

2）中国药典

（1）简介。《中华人民共和国药典》（简称《中国药典》）分为四部出版（见图 5-17）：一部收载中药材和饮片、植物油脂和提取物、成方制剂和单味制剂等；二部收载化学药品、抗生素、生化药品及放射性药品等；三部收载生物制品；四部收载通则，包括制剂通则、检验方法、指导原则、标准物质和试液试药相关通则、药用辅料等。

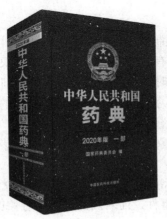

图 5-17 中国药典

2020年7月2日，国家食品药品监督管理局、国家卫生健康委员会发布公告，正式颁布2020年版《中国药典》，并于2020年12月30日起正式实施。新版《中国药典》新增品种319种，修订3 177种，不再收载10种，品种调整合并4种，共收载5 911种。

（2）纸版中国药典查询。《中国药典》有纸质版本和电子版。纸质版本可在书店购买。由于价格比较高，可以去图书馆借阅。正文品种按药品中文名称笔画顺序排列，单方制剂排在原料药后，辅料集中编排。附有中文索引等。

《中国药典》附有按汉语拼音音序排列的中文索引和英文名称与中文名称对照索引，以方便查找。

（3）电子版本中国药典查找。网络上提供中国药典的全文的网站很多，如蒲标网（http://db.ouryao.com），提供简单的一框式检索（见图5-18），不一一例举。

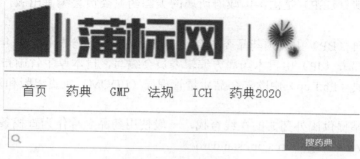

图5-18 蒲标网首页

2. 药品生产质量管理规范

GMP，全称good manufacturing practice of medical products，中文含义是"药品生产质量管理规范"。

1）GMP简介

GMP是一套适用于制药、食品等行业的强制性标准，要求企业从原料、人员、设施设备、生产过程、包装运输、质量控制等方面按国家有关法规达到卫生质量要求，形成一套可操作的作业规范，帮助企业改善企业卫生环境，及时发现生产过程中存在的问题，加以改善。简要地说，GMP要求制药、食品等生产企业应具备良好的生产设备，合理的生产过程，完善的质量管理和严格的检测系统，确保最终产品质量（包括食品安全卫生等）符合法规要求。防止生产过程中药品食品的污染、混药、错药现象发生，保证使用人员人身安全。

2）国际GMP发展概况

GMP是确保药品、食品生产质量的重要标准，各国均非常重视GMP的制定和推广。从20世纪60年代起，就有美国因药物造成伤害事件，而对药品法案进行修改。

世界卫生组织（World Health Organization，WHO）第22届大会提出，建议各成员国实施 GMP。其后各国逐步在本国实施，成为公认的药品食品生产必备制度。

3）我国 GMP 发展概况

我国 1982 年制定《药品生产质量管理规范》，1985 年由国家医药管理局正式颁布，名称为《药品生产管理规范》，作为医药行业的生产质量管理规范正式推广。同年，第一部《药品管理法》正式实施，该法第 9 条规定，药品生产企业必须按照《药品生产质量管理规范》要求进行药品生产。1988 年，我国正式颁布第一部法定的 GMP《药品生产质量管理规范》。

1990 年，起草了实施细则，其后历经 1992 年、1998 年、2010 年 3 次修订。从 2004 年 6 月底起，所有原料药和制剂均须在符合药品 GMP 条件下生产并取得"药品 GMP 证书"。分国家和省级两级执行。图 5-19 为药品 GMP 证书示例。

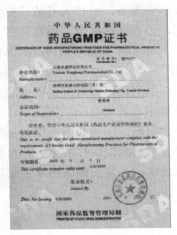

图 5-19　药品 GMP 证书示例

4）GMP 查找

GMP 也经常修订，医药类标准网站大多提供 GMP。国家政务服务平台（http://gjzwfw.www.gov.cn/）提供 GMP 认证信息查找。博普智库（https://zhiku.bopuyun.com）等许多网站均可查找相关信息。

5.2.8　小结

通过以上示例可以看出，使用互联网上标准网站检索标准要方便快捷得多。标准网站提供标准工作的最新信息、标准更改及修订信息、标准知识、相关法律法规等，常浏览标准网站可以了解某行业发展状况和水平，专业标准网站均配有功能强大的检索平台，提供多种检索途径，收录标准齐全、数据量大，成了检索标准的首选。需要注意的是，标准网站很多，各网站提供的检索途径不完全相同，检索方式也不相同，有的较全，有的偏少一些，但最常用的标准号、标准名称两个途径是每个网站都提供的，使用时可根据题目给出的已知条件选择适当的网站。使用网站检索标准时要注意的是，各网站的数据更新频率不同，个别网站数据更新相当滞后,查找时要注意它的更新情况,同时各网站收集的标准的完整情况不一,对同一主题内容,不同的网站收集的标准数量有差别,所以不可以一个网站的查找结果判定最终结果。

在标准检索中,若题目要求查找的是某项特定标准,无论已知条件是什么,检索的目的是得到标准号名称,再来获取标准全文。已知条件是标准编号的,查找全文最为方便和准确,直接用标准编号提取全文即可。若题目要求,需要查找的是某一方面内容的标准,或者了解某一行业标准制定的总体情况,必须选用分类途径或关键词途径,才可全面了解。各网站标准检索提供的名称途径实质上采用的是关键词,大多支持模糊检索,使用时输入名称主要部分即可。

标准网站均可免费提供标准检索服务,且均为开放式检索界面,可以借用。按规定,国家强制性标准全文免费提供使用,但查阅标准全文需要支付一定费用。

医药类标准主要分为3种,其标准源不完全相同:药品标准使用药典、其他的使用国家标准及行业标准、生产使用 GMP。

标准检索的最终目标是获取标准全文,目前可获取标准全文的有以下途径。

中国国家标准汇编、标准单行本、各类标准汇编、设计手册、各标准网站的全文传递服务。特别是国家标准化管理委员会网站、中国知网标准数据库、万方数据标准全文数据库、等。此外,许多行业、部委、协会网站也提供标准服务,可以多加关注。如国家环境保护部网站就提供环境保护类全部标准目录,并免费提供国家强制标准、环境保护部标准全文。

第 6 章

专利文献信息检索

掌握一定的专利基本知识和专利的查找方法，符合国家提倡创新、创造的理念，对于个人来说，从专利文献阅读中可以启迪新思考，激发新设想，学习新思路，有利于个人职业发展，进而有利于社会技术进步，本章仅从此角度出发，进行专利知识的介绍。

6.1 专利的基本概念

6.1.1 专利权、工业产权、知识产权

1. 专利权

专利一词经常出现在人们的日常生活中，通常有以下 3 种不同的含义。

第一，是指专利权。从法律角度来说，专利通常指的是专利权。专利权，是指专利权人在法律规定的期限内，对其发明创造享有的独占权。专利权需申请人按照法律规定的手续进行申请，并经专利审批部门审批后获得。

第二，是指取得专利权的发明创造。如"这是一项关于节水龙头方面的专利"，这句话中的"专利"就是指被授予专利权的技术。

第三，是指专利文献。是指各个国家专利局出版发行的专利公报和专利说明书，以及有关部门出版的专利文献，记载着发明的详细内容和受法律保护的技术范围的法律文件。一般所说的"检索专利"是指查阅专利文献。

2. 工业产权

工业产权可以分为 3 类：创造性成果权（包括发明专利权、实用新型权、外观设计权）、识别性标记权（包括商标权、服务标记权、商号权、货源标记权和原产地名称权）、制止不正当竞争权。

3. 知识产权

知识产权包括专利权、商标权、著作权、原产地名称、植物新品种、商业秘密等。

知识产权是自然人或法人对自然人通过智力劳动所创造的智力成果,依法确认并享有的权利是一种财产权,受国家法律保护,任何人不得侵犯,权利所有人可以依法对自己的合法知识产权买卖、赠与、转让。

《民法典》对知识产权的定义为,知识产权是权利人依法就下列客体享有的专有的权利:

(一)版权,著作权;
(二)发明、实用新型、外观设计;
(三)商标;
(四)地理标志;
(五)商业秘密;
(六)集成电路布图设计;
(七)植物新品种;
(八)法律规定的其他客体。

6.1.2 专利权的特点

专利权作为一种无形财产权,与有形财产权相比,具有专有性、地域性和时间性3个特点。

1. 专有性

发明创造的专利权是唯一、垄断、排他的。专利权实质上说是一种专有权,这种权利具有独占的排他性,表现为必须依法征得专利权人的同意或许可才能使用其专利技术。它的专有性受到法律保护。我国2008年颁布的《中华人民共和国专利法》,提供了专利法律保护依据。

2. 地域性

各国专利法是独立的,因此专利权只是在批准国管辖的境内有效,对其他国家不发生法律效力。因此,一件发明若要在许多国家或地区得到法律保护,必须分别在这些国家或地区申请专利。

地域性的特点使专利的保护有了国际专利合作条约(PCT)、优先权、边境保护等制度。

3. 时效性

时效性是指专利权具有一定的期限。各国专利法对专利权的有效保护期限都有自己的规定,计算保护期限的起始时间也各不相同。我国《专利法》第四十二条规定:"发明专利权的期限为二十年,实用新型专利权为十年,外观设计专利权为十五年。均自申请日起计算。"

药品专利是对药物的配方或制备工艺申报的专利,属于发明专利,保护期为 20 年。

为补偿新药上市审评审批占用的时间,对在中国获得上市许可的新药相关发明专利,国务院专利行政部门应专利权人的请求给予专利权期限补偿。补偿期限不超过 5 年,新药批准上市后总有效专利权期限不超过 14 年。新药和药品专利不是同一概念,未在中国销售的药品即可以称为新药。

专利权超过法定期限或因故提前失效,任何人均可自由使用。失效专利对各生产企业和技术人员都非常有实际意义,是人们挖掘和利用技术的重要资源宝库。

6.1.3 专利权授予、专利类型及编号

我国第四次修正的专利法,于 2021 年 6 月实施。

1. 专利权授予

专利权的取得需要由发明者向国家相关部门申请,经过审查后授予获得。
不可授予专利权的包括:
- 科学发现;
- 智力活动的规则和方法;
- 疾病的诊断和治疗方法;
- 动物和植物品种;
- 原子核变换方法以及用原子核变换方法获得的物质;
- 对平面印刷品的图案、色彩或二者的结合作出的主要起标识作用的设计。

2. 专利类型

我国的专利类型如下。
1)发明专利

发明专利是指对产品、方法或其改进所提出的新的技术方案。发明是指利用自然规律对某一特定问题提出的技术解决方案。

2)实用新型专利

实用新型专利是指对产品的形状、构造或其结合所提出的适于实用的新的技术方案。

实用新型专利保护的范围较窄,它只保护有一定形状或结构的新产品,不保护方法及没有固定形状的物质。实用新型的技术方案更注重实用性,其技术水平较发明而言,要低一些,多数国家实用新型专利保护的都是比较简单的、改进性的技术发明,可以称为"小发明"。

3)外观设计专利

外观设计专利是指对产品的形状、图案或其结合及色彩与形状、图案的结合所做出的富

有美感并适于工业应用的新设计（如手机造型，计算机机箱造型等）。

外观设计专利实质上是保护美术思想的，而发明专利和实用新型专利保护的是技术思想；虽然外观设计和实用新型与产品的形状有关，但两者的目的却不相同，前者的目的在于使产品形状产生美感，而后者的目的在于使具有形态的产品能够解决某一技术问题。

3. 中国专利编号体系

中国专利文献（包括申请号、说明书及专利号的编号体系）较其他文献稍微复杂，且经历了4个阶段变化，随着我国专利制度的逐步成熟完善，编号制度总体变得更加科学、简洁、明确。

1）了解专利编号的意义

了解和掌握不同阶段的专利编号方式，对于技术人员来说有很大的实际意义。从专利号可准确迅速查找到该项专利，方便从专利号途径查找专利并了解详情；判断专利申请进行阶段和是否授予专利权，如仅有申请、公开号，表明发明处于审定阶段，并不等于一定能被授予专利保护权。专利号还显示了专利类型和专利权获得的时间等信息。

2）各阶段专利号编号情况

自1985年中国实行专利制度以来，中国专利申请号、说明书及专利号的编号体系经历了4个阶段，各阶段编号情况见表6-1～表6-4。

表6-1　第一阶段专利编号情况

第一阶段　1985—1988年					
专利类型	申请号	公开号	公告号	审定号	专利号
发明专利	88101718	CN88101718A		CN88108718B	ZL88101718
实用新型	88203725		CN88203725U		ZL88203725
外观设计	88300707		CN88300707S		ZL88300707

表6-2　第二阶段专利编号情况

第二阶段　1989—1992年					
专利类型	申请号	公开号	公告号	审定号	专利号
发明专利	89108107.0	CN10414243		CN1012778B	ZL89108107.0
实用新型	89216381.X		CN2061740U		ZL89216381.X
外观设计	89300359.X		CN3004865S		ZL89300635.1

表6-3 第三阶段专利编号情况

第三阶段　1993—2004年

专利类型	申请号	公开号	授权公告号	专利号
发明专利	99806204.9	CN1301411A	CN1160827C	ZL99806204.9
指定中国发明专利的PCT国际申请	01807988.1	CN1422139A	CN1217629C	ZL01807988.1
实用新型	99214231.8		CN2380334Y	ZL99214231.8
指定中国实用新型专利的PCT国际申请	98900003.6		CN2565242Y	ZL98900003.6
外观设计	02344550.5		CN3294516D	ZL02344550.5

表6-4 第四阶段专利编号情况

第四阶段　2004年至今

专利类型	申请号	公开号	授权公告号	专利号
发明专利	200710147468.3	CN101139383A	CN101139383B	ZL200710147468.3
指定中国发明专利的PCT国际申请	200480020150.3	CN1823532A	CN1823532B	ZL200480020150.3
实用新型	200920218597.1		CN201529187U	ZL200920218597.1
指定中国实用新型专利的PCT国际申请	200990100216.8		CN201989420U	ZL200990100216.8
外观设计	200930290104.0		CN301493411S	ZL200930290104.0

表6-1～表6-4中出现多个名词，解释如下。

申请号：为专利授予部门接受专利申请时给予的标识号码。

公开号：发明专利公开时给予出版的发明专利申请文献的一个标识号码。

公告号：三种类型专利均有公告号。发明专利公告号为授权时给予出版发明专利文献的标识号码；实用新型专利公告号为授权时给予出版实用新型专利文献标识号码；外观设计专利公告号为授权时给予出版的外观设计专利文献的标识号码。

审定号：为发明专利申请审定公告时给予公告的发明专利申请文献的一个标识号码，1993年后不再使用。

授权公告号：三种专利均有，是授权公告时给予的编号。

专利号：正式授予专利保护权的专利编号。

表中还出现多种类型的专利编号，解释如下。

ZL：为专利二字的汉语拼音首字母，位于我国正式授权的专利号开头部分。

CN：国别代码，位于公开号、授权公告号的开头部分。

小数点：位于校验码前，分割专利流水号与校验码。

校验码：位于小数点后，是整个专利号最后部分。

其他字母：为各种标识代码，如

A　发明专利申请公布说明书

  A8　发明专利申请公布说明书（扉页再版）

  A9　发明专利申请公布说明书（全文再版）

B　发明专利说明书

  B8　发明专利说明书（扉页再版）

  B9　发明专利说明书（全文再版）

C1～C7　发明专利权部分无效宣告的公告

U　实用新型专利说明书

  U8　实用新型专利说明书（扉页再版）

  U9　实用新型专利说明书（全文再版）

Y1～Y7　实用新型专利权部分无效宣告的公告

S　外观设计专利授权公告

  S9　外观设计专利授权公告（全部再版）

S1～S7　外观设计专利权部分无效宣告的公告

S8　预留给外观设计专利授权公告单行本的扉页再版

例：以表6-4最后一列外观设计专利号ZL200930290104.0为例，代表含义为

ZL——中国专利汉语拼音；

前4位数字2009代表专利授权时间为2009年；

第5位数字，代表专利类型，1为发明专利，2为实用新型专利，3为外观设计专利；

第6位至小数点前数字，为当年此类专利流水号；

小数点后数字为计算机校验位。

6.1.4　专利文献的含义及种类

  我国从1985年9月开始出版以纸介质为载体的3种专利公报、发明专利申请公开说明书、发明专利说明书及实用新型专利说明书，并相继出版了专利年度索引。从1987年开始出版发行以缩微胶片为载体的公报和说明书的专利文献。从1992年开始出版发行中国专利文献的CD-ROM光盘出版物，标志着我国专利文献的出版迈入电子化时代。出版社同时以纸质、缩微胶片、CD-ROM光盘3种载体向国内外发行中国专利公报、中国专利说明书等多种专

利文献。目前的专利文献信息以网络数据库提供为主，其检索平台功能强大，提供多条检索途径，非常方便使用。

专利说明书是专利文献的主体，属于一次文献，由各国专利局直接出版。其主要作用有两个：一是公开技术信息；二是限定专利权的范围。任何专利信息用户在检索专利文献时，最终要获取的也是这种全文出版的专利文件。

专利说明书一般可由扉页、正文和附图 3 部分组成。扉页上记录有技术、法律和经济方面的信息，其著录项目采用两位数字组成的国际标准代码——INID 码，目的是便于识别和进行计算机检索。

6.1.5 专利文献的特点

1. 数量巨大，内容广博

专利文献数量巨大，内容涉及所有应用技术领域，从日常生活用品到复杂的高精尖技术，无所不包。从纽扣、扳手、雨伞、玩具到飞机、雷达、核反应堆、海洋波浪发电装置、宇宙服的压力平衡器、火箭点燃装置等。

2. 内容新颖，报道迅速

专利文献的新颖性主要体现在两个方面：一是由于经济与技术领域内的激烈竞争，以及专利法中所遵循的先申请原则，促使各国的发明者都急于申请专利，以防同行抢先申请专利；二是世界上大多数实行专利制度的国家专利法都规定，申请专利的发明创造，必须具有新颖性。因此，经专利局实质审查批准出版的专利说明书，内容在当时来说是最新的，反映了当时最新的科学技术发明。

3. 内容详尽、具体

各国专利法都有规定，专利说明书的撰写必须十分详尽。国际专利合作条约（PCT）对撰写专利说明书做了明确的规定。其要求是：专利说明书可公开的发明内容务必完整、清楚，以同技术领域的内行人能实施为标准。因此，专利文献较之其他科技文献，在技术内容的叙述上往往更为具体、详尽。

4. 格式规范、语言严谨

为便于国际交流，各国的专利说明书一般都采用国际统一的格式出版印刷，说明书中的著录项目都标以国际统一的识别代码，说明书的尺寸也基本相同，文字上力求简练、明确、严谨。

5. 大量重复报道

据统计，全世界每年出版的专利文献，只有三分之一是新发明，其他三分之二均为重复报道。其原因主要是专利的地域性的限制和各国家专利所具有的独立性。一项发明若想在多个国家获得专利权，必须分别向这些国家提出申请，造成一项发明多国公布。另外，实行早期公开延迟审查的国家，对同一发明创造从申请到批准往往多次公布，也造成专利文献的大量重复。

6.1.6 专利检索的作用和意义

专利作为技术创新的重要标志和体现，在很大程度上代表着一个国家或企业的技术水平和潜在的技术竞争力。围绕专利进行的竞争将成为全球化背景下企业竞争的一个制高点。参与专利竞争必须充分地利用好专利文献，在企业参与竞争和企业发展中有重要的作用。

（1）专利检索有助于研究者获取最新的专利技术信息，避免重复研发，及时调整研发方向。

（2）专利检索能激发新的创意，有利于启发研究者的创新思路，缩短研究开发时间。

（3）在开发过程中，检索可借鉴的技术方案，进行规避设计。

（4）有利于掌握竞争对手的技术发展状况，及时采取相应对策，避免侵犯他人专利权。同时也能监测他人是否侵权。

（5）评估市场趋势。专利文献记载目前最先进的科学技术。据世界知识产权组织统计，同一发明成果出现在专利文献中的时间要比出现在其他媒体上的时间平均早 1～2 年。通过对专利文献信息进行分析，可以预测新产品、新技术的推出，以及相关国家的市场分布和规模等。通过对相关领域的专利文献信息进行分析，可以了解相关领域的技术发展现状和发展趋势，可以为企业决策者把握特定技术的开发、投资方向、兼并收购等决策提供依据。

（6）监测专利的有效性、存续时间、审查等。专利信息不仅包含大量的技术信息，还含有大量法律和经济的信息，仔细分析和科学利用这些信息，可以为企业制定专利战略、企业发展战略乃至市场战略等竞争战略提供依据。

（7）专利检索是寻找顾问、专家、潜在员工、授权人或并购专家等人才的线索，并可以了解到这些专家在技术上的侧重点。

（8）专利申请前，需要检索在先的技术。

（9）专利检索是专利审查工作的基础。

（10）专利检索是专利分析及专利监控的基础工作。

（11）专利检索是专利确权和无效专利工作的基础。

6.2 国际专利分类法

专利文献数量庞大，利用分类方法对其进行有效的组织和管理，专利文献使用国际专利分类法进行分类。由于其分类体系和方法较复杂，目前网络数据库检索平台均提供分类导航，现仅进行简单介绍。

6.2.1 概况

国际专利分类表（international patent classification，IPC）由世界知识产权组织编制，每5年修订1次。它是世界上使用最广泛、国际上唯一通用的一种专利分类系统，是检索专利文献必不可少的工具。

目前已有70多个国家（地区）和国际上主要的专利文献出版社采用IPC对专利文献进行标注。

6.2.2 IPC的体系结构

IPC采用功能和应用相结合的分类原则，同时以面向功能为主，将技术内容以等级形式，按部、分部、大类、小类、主组和分组逐级分类，组成一个完整的5级分类系统。

1. 部与分部

IPC共分为8个部，20个分部。部的类号用大写的字母AH表示，分部只有部名无类号，部和分部是IPC的第一级类目。

2. 大类

大类是部和分部的细分类目，是IPC的二级类目。大类类号由部类号加上两位阿拉伯数字所组成。例如：

A63　运动、游戏、娱乐活动
B60　一般车辆、运输工具

3. 小类

小类是大类下的细分类目，为第三级。小类类号由大类号加上一个大写英文字母（除A、E、I、O、U）组成。例如：

A63H　玩具，如陀螺、玩偶、滚铁环、积木

4. 主组

每个小类下细分为若干主组（又称大组），为IPC的第四级。主组类号由小类号后加上1～3

位数的数字（必定是奇数），然后加一斜线"/"，再加上两个零"00"组成。例如：

A63H3/00 玩偶

IPC 的主组分类号所使用的数字一般不连续，以备新加类目使用。

5. 分组

分组又称小组，为第五级。它是主组下的细分类目。分组类号由小类号后加上 1～3 位数的数字（必定是奇数），然后加一斜线"/"，斜线之后再加上 2～4 位阿拉伯数字（/00 除外）所组成。例如：

A63H3/36.零件；附属物

6.2.3 《国际专利分类表关键词索引》简介

《国际专利分类表关键词索引》是采用主题途径快速得到 IPC 分类号的工具。该索引第 5 版的中文版已由中国国家知识产权局专利局专利文献部编译出版。它是按关键词汉语拼音顺序排序，通过关键词可查找到部、类以至大组、小组类号。

6.2.4 《国际外观设计专利分类表》简介

《国际外观设计专利分类表》（international industrial design classification）用于外观设计专利的分类和检索。它由 32 个大类，214 个小类及包括 7 000 多种使用外观分类的工业产品目录表共同组成。

一个产品的外观设计分类号由"大类＋小类＋产品目录"共同构成。例如，"游泳服"的大类为 02，小类为 02，产品目录为 B0128，则"游泳服"的外观设计分类号为：02-02-B0128。

6.3 专利文献信息检索

6.3.1 专利文献信息检索的概念

专利文献信息检索，就是根据一项或数项特征，从大量的数据库中挑选出符合某一特定要求的专利文献的过程。

专利文献检索是一项复杂的工作，是由多种因素构成的，如检索种类、检索目的、检索方式、检索系统、检索范围、检索入口、检索方法及检索经验。这些因素共同制约专利检索的过程，直接影响专利信息检索的效果。

6.3.2 专利文献信息检索

专利文献信息检索的种类如图 6-1 所示。总体分为基本检索与高级检索。基本检索是指根据所使用的检索工具的特点和功能划分的专利检索种类。高级检索则是指按检索人通过检索要达到的目的划分的专利检索种类。两者下面又细分若干条。细述如下。

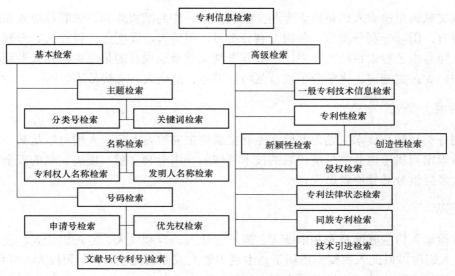

图 6-1　专利文献信息检索种类图

1. 普通检索

目前专利网站都提供检索平台，使用方法简单便捷，可以充分利用网站提供的平台进行专利检索。计算机检索常用的为字段检索、一般逻辑组配检索两种。

（1）字段检索。字段检索是指根据某一专利文献著录项目对专利数据库中的专利记录进行专利信息查找的工作。在字段检索中可被检索的专利文献著录项目主要有：专利号、申请号、优先申请号、专利文献种类、优先申请国家、申请日期、优先申请日期、专利公布日期、国际专利分类号、本国专利分类号、专利申请人、发明人、专利权人和专利代理人等。每一个可被检索的专利文献著录项目称为一个计算机检索入口。字段检索又可称为检索入口检索。

（2）一般逻辑组配检索。一般逻辑组配检索是指利用"或、与、非"等逻辑组配符将同一个字段内两个以上被检索词进行逻辑组配，组成检索提问式，由计算机在专利数据库中进行专利信息查询的工作。邻词检索和共存检索均针对主题词或关键词检索而言。

2. 高级检索

普通浏览查阅一般不需要使用高级查阅功能，确有需要时也可请专利服务代查，以保证结果的准确性、可靠性。包括：一般专利检索技术；专利性检索；侵权检索；专利法律状态检索；同族专利检索；技术引进检索。

6.3.3 专利文献信息检索入口

专利文献信息检索入口是检索专利文献的依据。作为纸载体和缩微载体检索系统，检索入口主要有：国际专利分类号、各国专利分类号、申请人、发明人、设计人、专利文献号、申请号。随着电子检索系统的产生，一些非专利文献著录项目的信息也被列入专利文献检索入口之中，如：主题词、化学分子式、范畴分类号、出让人、文摘号等。

1. 专利分类号

专利分类号是从技术主题角度检索专利文献的主要检索入口。人们可以从某一专利分类号入手检索出同属于该分类号所代表的技术领域的一组专利文献，提高文献的查全率。各专利网站大多提供分类号检索途径。

2. 名称

名称检索入口主要涉及专利申请人、专利受让人、专利权人、专利出让人、发明人、设计人等。人们可以以此入手检索出属于该专利申请人或专利受让人、专利权人、专利出让人、发明人、设计人的一件或一批专利文献。

3. 专利文献号

专利文献号是具有唯一性的用于索取专利文献的依据，是从号码角度检索专利文献的检索入口。包括公开号、公告号、专利号。人们可以以此入手检索同族专利或查询该专利的法律状态。可以根据某一专利的专利号码进一步查找该专利的文摘或全文，还可以检索到它的同族专利或相同专利，还可以进一步得到分类号和优先权信息，从而扩大检索范围。

4. 专利申请号

从某一专利申请号入手检索该专利的公开号或申请公告号、审定公告号、授权公告号、专利号等，同样可以从某一专利申请号入手检索同族专利或查询该专利的法律状态。

5. 主题词

主题词检索入口是通过主题词的方法查找相关技术主题的专利文献。主题词也称为关键词，通常为计算机检索入口。

6. 优先权项

优先权项是指同族专利中基本专利的申请号、申请国别、申请日期。由于同族专利或相同专利都有相同的优先权项，故通过优先权项可以方便、快捷地检索出同一发明的全部同族专利。通过某一项发明创造的同族专利数量及申请国别，可以对该项技术的潜在经济价值进行评价,为技术引进提供依据,为产品出口避开对方的专利保护区提供情报。在实际中,可以直接从某一确定的检索入口进行检索,也可以将多个检索入口结合起来进行检索。为了扩大检索范围,可以从检出的专利中寻找更多的检索入口,继续进行检索。

6.3.4 专利检索技巧

目前专利检索都利用专利网站数据库提供的检索平台,其检索方式和使用方式也与其他数据库趋于一致,按提示和帮助操作即可,非常方便。一般人员的检索多属了解性质,如需进行严格的查找,应请提供专利服务部门代为查找。

一般技术人员在查找专利时,通常感觉难以掌握检索技巧,检索效果不理想等。以下介绍部分检索中需要注意的事项。

图6-2为专利检索步骤。

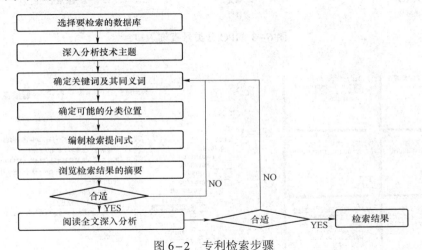

图6-2 专利检索步骤

专利查找中有几项稍有难度,可以利用一些技巧。

1. 关键词选择

关键词选择要注意产品发明和方法发明的区分。产品发明如物品(如机械、器具、装置、设备、仪器、部件、元件等)、材料(如合金、玻璃、水泥、油墨、涂料、组合物等)。方法发明如产品的制造方法(如产品的机械制造方法,化学制造法和生物制造法等)、其他方法(如通信方法、测试方法、计量方法、修理方法、使用方法等)。在选择关键词时,对于产品发明,要选择该产品的名称作关键词;对于方法发明,关键词只选择该产品的名称是不够的,但"方法""制造"等词是很泛指的词,它们不能给检索增添实际内容,因此只能用其分类与产品名称进行组配,而不应该用其作关键词。国际专利分类为产品发明和方法发明分别设立了相应的分类位置。

2. 专利分类号确定方法

专利分类号的确定有一定的难度，一般人员选择分类途径检索较少，但在需要了解某项产品或工艺等整体专利授予情况时，为了检索得更全面，需要使用分类号途径。分类号确定可借助专利数据库的检索平台，如国家知识产权局提供的专利检索平台上，如图6-3所示的检索界面上，点击图示黑框处的问号，即可出现如图6-4所示的国家知识产权局的分类号查询辅助系统。可层层点开，并附有详细说明。

图6-3 IPC分类号查询入口

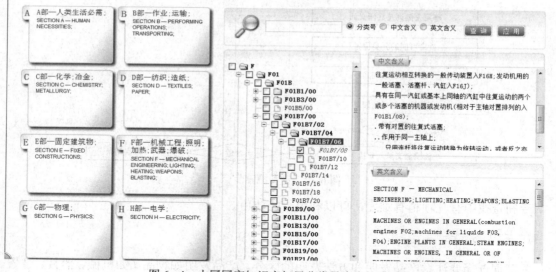

图6-4 中国国家知识产权局分类号查询辅助系统

在确定专利分类号时，要将与技术主题相关的所有可能的分类号都确定下来。例如，在检索一个产品发明时，要确定与该产品有关的分类号与该产品的制造有关的分类号，与该产品功能有关的分类号，与该产品应用有关的分类号。

利用专利分类号，能保证检索的查全率和查准率。在检索时，为能检索得全面，且消除人为因素，将分类确定到小类即可。若检索出的文献数量太多，即分类范围太宽，可用一个或几个主题词分类加以限制。这既可避免漏检现象，也可以使一般检索者不再感觉分类困难。

3. 专利文献的筛选方法

专利文献包含三方面的信息：技术信息、法律信息、外在信息。不同检索用户，对信息的需求也不同，对于进行新产品、新技术的开发和研究的检索者，最关心的是技术信息，因此在阅读专利文献时，要着重阅读"说明书"的各部分内容。关心专利保护范围的检索者，最感兴趣的是法律信息，因此在阅读专利文献时，应该着重阅读"权利要求书"；准备进行扩大检索等工作的检索者，要了解的是专利文献的外在信息，在阅读专利文献时，重点阅读"扉页"即可。

4. 扩大检索范围的方法

通过阅读专利文献，从中获得有关信息，以此为线索进行再检索。专利文献的"扉页"中的著录项目（50）国际专利分类号、（52）本国专利分类号、（58）审查时检索范围、（71）申请人姓名、（72）发明人姓名均可为扩大检索提供有用信息，另外，"扉页"中的著录项目（56）已发表过的有关技术水平的文献，以及专利文献的检索报告中，均可提供一些与检索主题有关的专利文献的文献号。利用这些文献的文献号，逐一阅读专利说明书，即可扩大检索。

6.4 常用国内专利检索系统

1. 中华人民共和国国家知识产权局

国家知识产权局官网（http://www.sipo.gov.cn/），其主页及专利检索入口如图6-5所示。

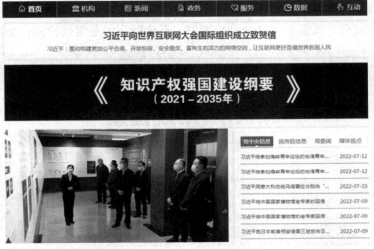

图6-5 国家知识产权局网站首页及专利检索入口

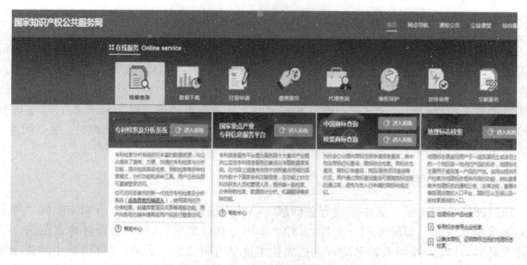

图6-5 国家知识产权局网站首页及专利检索入口（续）

1）收录范围

该网站收录1985年9月10日以来公布的中华人民共和国的全部中国专利信息，包括专利公报，以及发明专利、实用新型专利及外观设计专利三种专利的著录项目及摘要，并可浏览到各种说明书全文及外观设计图形，此外还可检索2002年之后公告的法律状态。

2）专利检索与查询服务系统

系统默认为简单的常规检索，此外还提供高级检索、导航、药物检索等。可选择条件包括申请号、公开（公告）号、申请（专利权）人、发明人、发明名称等。

3）检索方式

进入专利检索后，页面正中部分为检索框，系统默认的是常规检索，如图6-6所示。检

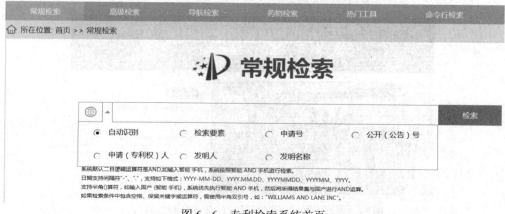

图6-6 专利检索系统首页

索框下方有检索条件选项供选择切换,如以发明人为检索条件或以公开号为检索条件,直接选择即可。检索框上方红框内也有多项选项供选择切换(见图6-7),如选择表格检索,支持各种逻辑运算,可进行复杂条件的组配检索。系统配有详细的说明文字,将鼠标放置在项目标题上即可自动出现说明文字。

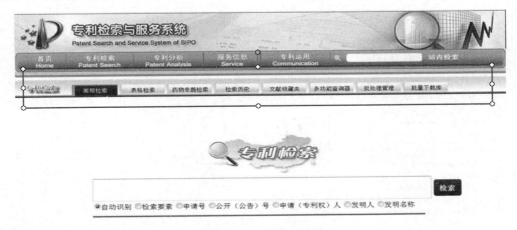

图6-7 专利检索界面

4)表格检索示例

表格检索可进行多条件的组合检索。如在信息不准确情况下,查找刘姓发明人在数控机床方面的发明,在表单中选择关键词"数控机床",发明人选项,只输入"刘",系统检索结果有917条,如输入发明大概公开时间为2010年,则系统查找结果精确到82条,如图6-8所示。在此进行了关键词、发明人和发明时间的组合检索。

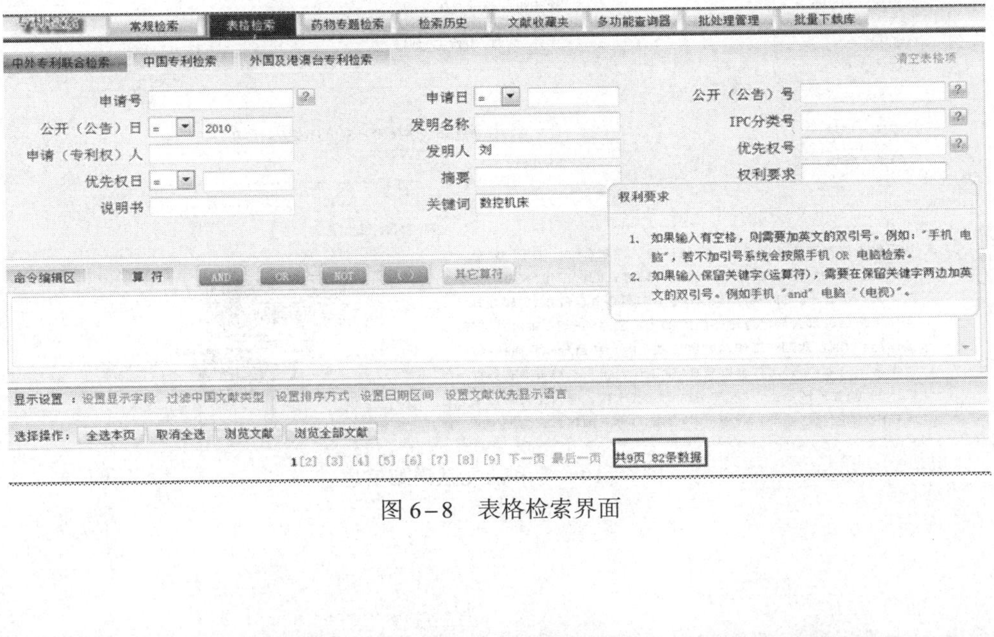

图6-8 表格检索界面

浏览后点击需了解详细信息的条目，可得多项详细信息，如图 6-9 所示。系统在下方提供查询该项专利文献的详细信息，专利的法律状态、申请（专利权）人基本信息等选项。图 6-10 为该项专利的文献详细信息，图 6-11 为该项专利的法律状态。

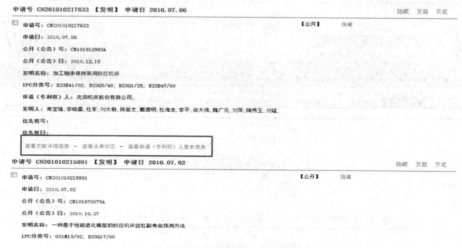

图 6-9 检索结果详细信息

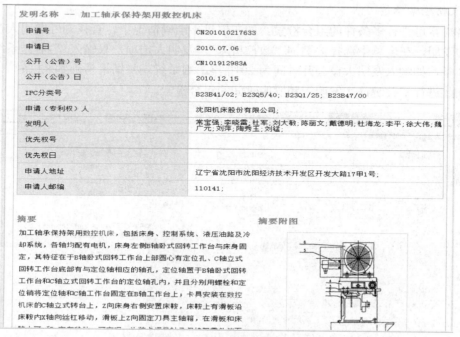

图 6-10 专利的文献详细信息

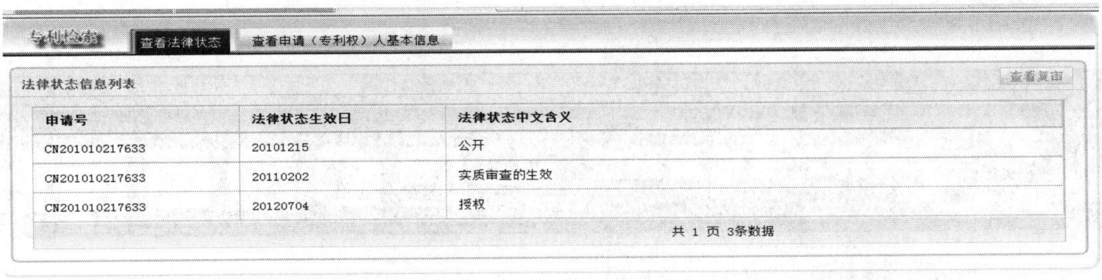

申请号	法律状态生效日	法律状态中文含义
CN201010217633	20101215	公开
CN201010217633	20110202	实质审查的生效
CN201010217633	20120704	授权

图 6－11　专利的法律状态

2. 专利之星

专利之星（www.patentstar.com.cn）检索系统是由国家知识产权局、中国专利信息中心主办的专利服务网站，可查找中国及世界各国专利，使用简单方便，按提示操作即可，使用前系统要求注册。图 6－12 为专利之星检索系统首页，首页上提供了不同的检索选项，如表格检索（见图 6－13），表格检索给出的选择项目非常详尽，按需要选择即可。

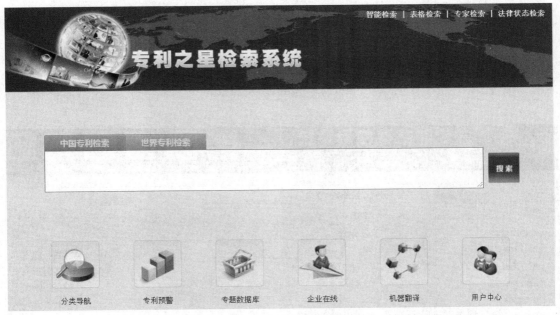

图 6－12　专利之星检索系统首页

专利之星的分类导航很方便按类目全面浏览类目下的全部专利，并可查看某项专利的详细信息、图片、摘要，以及专利说明书、权利要求、法律状态等，如是否授权等，如图 6－14～

图 6-16 所示。

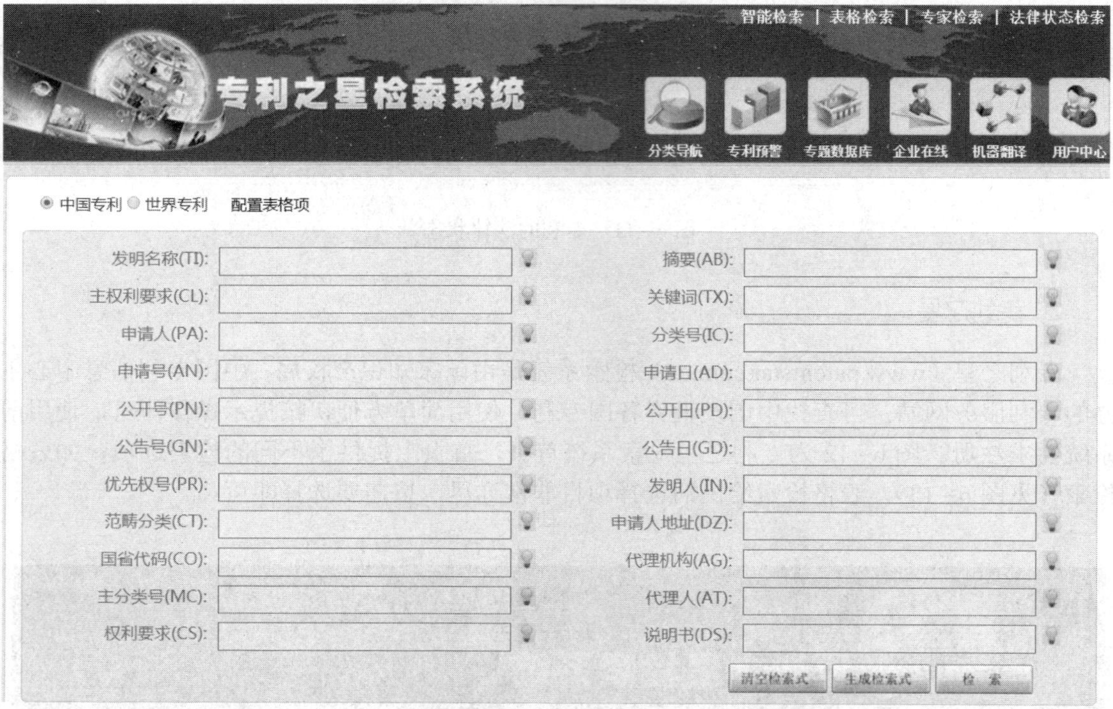

图 6-13 专利之星表格检索

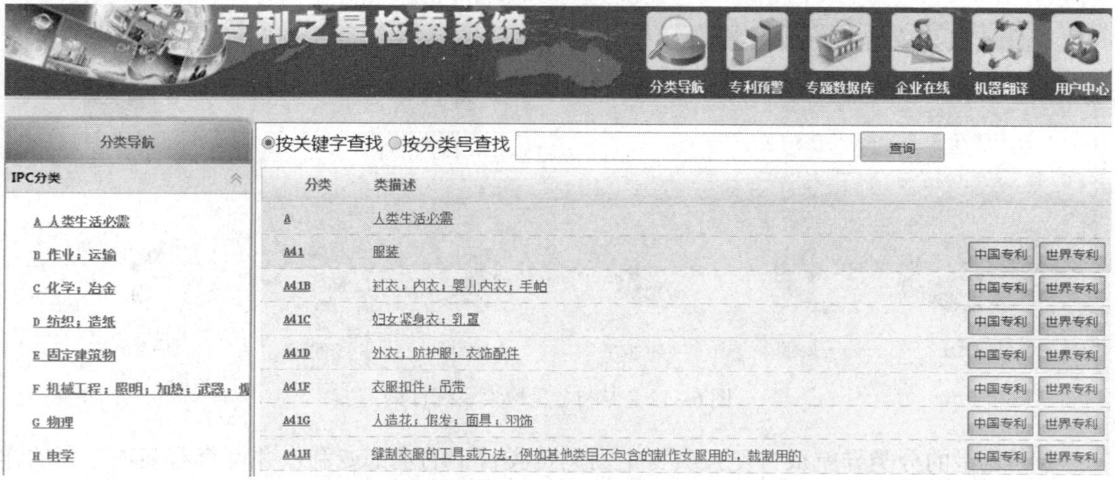

图 6-14 专利之星的分类导航

第6章 专利文献信息检索

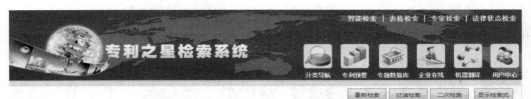

图6-15 利用分类导航浏览专利信息

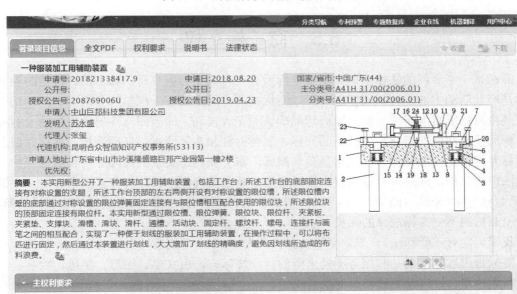

图6-16 专利详细资料

国外专利文献常出现阅读语言障碍，系统提供了机器翻译（见图6-17），汉英互译，相比其他网络翻译软件，对专业术语名词处理较好，但此项服务需要定制。

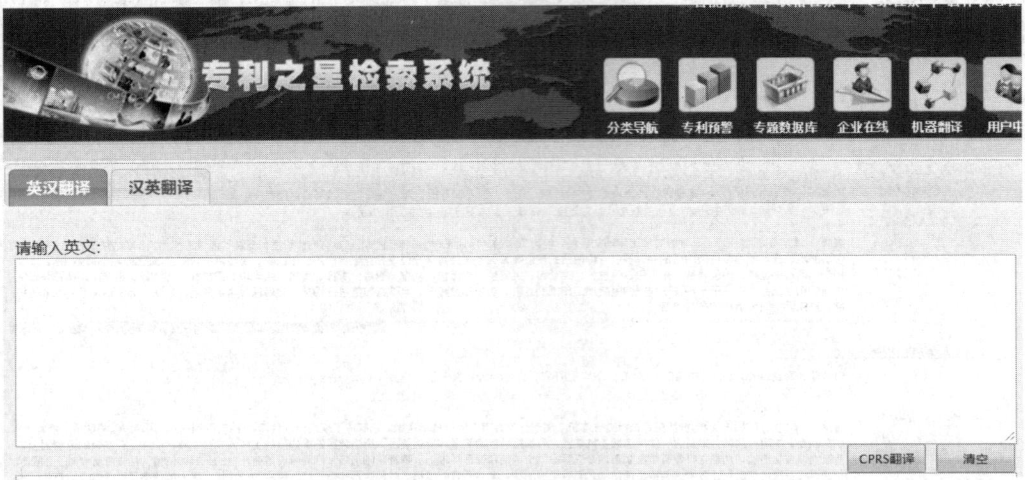

图6-17 专利之星的机器翻译

6.5 商　标　权

商标是一个专门的法律术语。是指商标所有人对其商标所享有的独占的、排他的权利。商标是产业活动中的一种识别标志，所以商标权的作用主要在于维护产业活动中的秩序。商标权是由商标所有人申请、经国家商标局确认的专有权利，即因商标注册而产生的专有权。经商标局核准注册的商标，包括商品商标、服务商标和集体商标、证明商标，商标注册人享有商标专用权，受法律保护，如果是驰名商标，将会获得跨类别的商标专用权法律保护。商标受法律的保护，注册者有专用权。国际市场上著名的商标，往往在许多国家注册。中国有"注册商标"与"未注册商标"之区别。注册商标是在政府有关部门注册后受法律保护的商标，未注册商标则不受商标法律的保护。

我国制定有《商标法》，规定商标的保护期为10年，期满后可申请续期。

商标是用以区别商品和服务不同来源的商业性标志，由文字、图形、字母、数字、三维标志和颜色组合，以及上述要素的组合构成。

商标有地域性特点，在其他国家既得保护需要在当地申请注册。

商标具有财产性特点，著名商标具有很高的价值，同样，商标可以继承，也可以转让。

商标也存在有侵权情况，如销售、假冒、伪造注册商标商品，如使用相近的商标等行为，将受到法律的治裁。

在药品行业从业人员，要注意保护自己的合法商标，也要注意不侵犯他人注册的合法商标权利，特别是传统老字号、名牌商标。

商标检索平台有以下几个。

（1）国家知识产权局商标局 中国商标网 http://sbj.cnipa.gov.cn/，如图6-18所示。

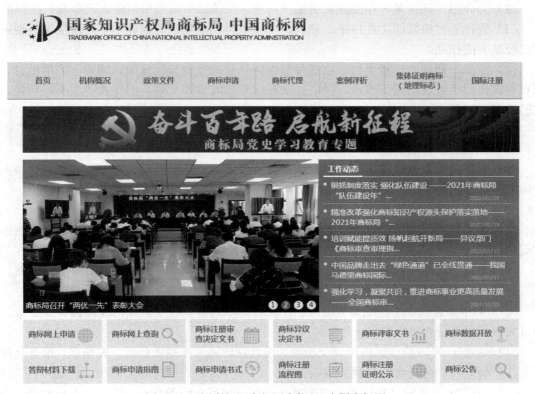

图6-18 国家知识产权局商标局 中国商标网

（2）商标注册专业查询系统 http://bd.njsw999999.cn/。
（3）商标注册查询备案系统 http://sb.chtmxp.com/。
（4）美国专利商标局 https://www.uspto.gov/。

6.6 著作权

著作权又称版权，著作权的对象是作品，是指文学、艺术和科学领域内具有独创性并能以某种有形形式复制的智力成果。

著作权保护期为公民作者去世后50年。

1. 不属于侵权情况

（1）为个人学习、研究或欣赏，使用他人已经发表的作品。

（2）为介绍、评论某一作品或说明某一问题，在作品中适当引用他人已经发表的作品。

（3）为报道时事新闻，在报纸、期刊、广播电台、电视台等媒体中不可避免地再现或引用已经发表的作品。

（4）报纸、期刊、广播电台、电视台等媒体刊登或播放其他报纸、期刊、广播电台、电视台等媒体已经发表的关于政治、经济、宗教问题的时事性文章，但作者声明不许刊登、播放的除外。

（5）报纸、期刊、广播电台、电视台等媒体刊登或播放在公众集会上发表的讲话，但作者声明不许刊登、播放的除外。

（6）为学校课堂教学或科学研究，翻译或少量复制已经发表的作品，供教学或科研人员使用，但不得出版发行。

（7）国家机关为执行公务在合理范围内使用已经发表的作品。

（8）图书馆、档案馆、纪念馆、博物馆、美术馆等为陈列或保存版本的需要，复制本馆收藏的作品。

（9）免费表演已经发表的作品，该表演未向公众收取费用，也未向表演者支付报酬。

（10）对设置或陈列在室外公共场所的艺术作品进行临摹、绘画、摄影、录像。

（11）将中国公民、法人或其他组织已经发表的以汉语言文字创作的作品翻译成少数民族语言文字作品在国内出版发行。

（12）将已经发表的作品改成盲文出版。前款规定适用于对出版者、表演者、录音录像制作者、广播电台、电视台的权利的限制。

（13）为实施九年制义务教育和国家教育规划而编写出版教科书，除作者事先声明不许使用的外，可以不经著作权人许可，在教科书中汇编已经发表的作品片段或短小的文字作品、音乐作品或单幅的美术作品、摄影作品，但应当按照规定支付报酬，指明作者姓名、作品名称，并且不得侵犯著作权人依照本法享有的其他权利。前款规定适用于对出版者、表演者、录音录像制作者、广播电台、电视台的权利的限制。

2. 论文检测

在校学生应该严格自律，遵守规定，在撰写论文时，不抄袭和剽窃他人作品。

目前各校均使用论文检测系统检测是否存在抄袭现象，如知网的学术不端检测系统、万方论文检测系统、超星大雅相似度检测系统等。通过检测论文与系统收录的文献进行对比，给出相似文献出版、相似比例、相似片段等。

6.7 专利文献的利用

专利文献是科学技术的宝库,是集技术情报、法律情报、经济情报于一体的综合信息源,充分有效地利用专利文献能够极大地促进科技进步和社会生产力的发展。根据世界知识产权组织的统计:世界上发明创造成果的 90%以上能在专利文献中找到;若能运用好专利文献,可以节约科研开发经费和研究开发时间。

1. 专利文献是重要的技术信息源

专利具有新颖性、创造性、实用性的特点,内容范围相当广,几乎覆盖了所有行业。专利文献除作为查新、申请专利外,最重要的和广泛的作用是它作为技术信息源的作用。因为无论是发明专利、实用新型专利还是外观设计专利,都具有技术上创新性、实用性的特点,专利说明书对专利内容描述得十分详尽,包括大量非常实用的技术、技巧和专利权人的巧妙构思,对从事技术工作的人员来说,有非常高的参考作用,是解决生产实际问题、开拓思路、扩大视野极有价值的参考文献。

2. 浏览专利文献对一线技术人员的实际意义

通过浏览、研究专利文献,往往会形成一些不受专利限制的新想法,利用专利文献中的技术信息,在生产、产品开发等工作中少走弯路、避免重复劳动,避免人力、物力的浪费等,都是专利文献的实用价值所在。同时浏览、研究专利文献还可以了解和掌握现有技术发展水平和趋势,进行技术预测。

3. 充分利用专利文献中的技术情报,可以有效地避免重复研究

专利文献是展示世界现有技术的窗口,在科研中如果首先从调查专利文献入手,在前人已有技术的基础上再进行新的创新,无疑可以提高科研起点,使成果具有世界先进水平。新产品开发投资立项前的检索可以避免重复他人专利所带来的财力、物力、人力的损失,也避免了无意间"侵权"的发生。有不少企业未经专利检索,盲目上马开发"新产品",等投资完毕才发现重复了他人在中国申请的有效专利。

4. 重视失效专利的利用

失效专利是一个免费使用的技术资源宝库。

造成已申请或已授权专利失效的原因主要有:申请专利最终未获批准、已获授权但又被宣告无效和未申请专利的发明创造技术等;或者是专利权人未按时缴纳专利年费等原因,致使专利失效等;专利保护期满的,而技术上仍具有价值的失效专利;未向我国提出专利申请的国外发明创造,曾经过科学审查,技术可靠可行,实用价值高,但对我国来说,却是一种

失效专利，等等。所有这些失效专利从法律角度上讲，已经失去国家法律保护，成为"公知公用"的技术。发现失效而又适用的专利技术，及时跟进开发，或者利用其技术、技巧于自己的生产活动中，不仅可免费使用急需的适用技术，而且从失效的专利技术中可受到启发，开发出新的方法、新的产品、新的工艺。查询失效专利的途径很多，如：

（1）中国知识产权局网 http://www.sipo.gov.cn/sipo。

（2）中国专利信息网 http://www.patent.com.cn/。

（3）《中国失效专利数据库》光盘（第三版）。

（4）万方数据资源系统。

一些专利服务部门、技术服务部门、情报所也提供此项服务。

第 7 章

科技档案的利用

档案,是人类活动的真实记载,是人类发展历史的真实记录,是人类的宝贵财富。我国档案工作基础较弱,特别在 20 世纪 70 年代曾一度停滞。近年经济技术的飞速发展,让人们意识到档案的重要作用,国家高度重视档案工作,颁布了《中华人民共和国档案法》等法规,以及会计、科技、电力、建筑等档案资料管理一系列规定,保证档案工作的正常开展,各项规定中均明确指出技术人员对技术档案资料建立的责任和义务,如卫生部就于 2008 年颁布了《卫生档案管理暂行规定》,明确规定有关人员的文件归档纳入职责考核,确保档案材料的完整准确和安全,档案必须按要求收集并上报相应的资料归档。各医药生产企业在执行 GMP 中,也有相当严格的档案材料归档规定。

本章的介绍旨在让学生掌握相关档案知识,明确科技人员在档案中应尽的义务和责任,建立应有的档案意识,具有相应的档案能力,以保证学生具有足够的档案知识与能力。

档案责任指技术人员在档案中应尽的义务和应负的责任,包括在个人的职业活动中,应注意形成、收集、整理并主动上交准确真实的原始记录,这是保证档案资料完整、真实、准确的重要环节。

档案意识为技术人员应建立起对档案资料的敏感度,如具有敏锐的视觉发现资料的价值,主动收集进入档案,对于问题的解决,具有敏锐的思维,能查找相应的档案资料,知道何处能查找到所需要的档案资料,并能获取作为凭证以破解难题等。

档案能力为能按照规定要求收集、形成、整理、上报原始资料的能力,利用档案资料解决工作中问题的能力等。这些都是技术人员应具有的从业综合素质的重要组成部分。

7.1 科技档案的概念

科技档案,是指在生产建设中和科技部门的技术活动中形成的,有一定工程对象的技术文件的总称。中华人民共和国标准《科学技术档案案卷构成的一般要求》(GB/T 11822—2008)中,对科技档案的定义为"国家机构、社会组织及个人从事各项社会活动形成的,对国家、社会、本单位和个人具有保存价值的,应当归档保存的科技文件"。国务院批准的《科技档案工作条例》中对科技档案的定义为"科技档案是指在自然科学研究、生产技术、基本建设（以下简称科研、生产、基建）等活动中形成的应当归档保存的图纸、图表、文字材料、计算材料、照片、影片、录像、录音带等科技文件材料"。

科技档案记载着人们认识自然、改造自然的过程、经验和成果，是人类劳动和智慧的结晶。它作为一种重要的科技信息资源，对于科学技术的交流与借鉴、继承与发展，具有特殊的功能，是国家珍贵的科学技术资源。它的本质是记录在某一种载体上的科技信息，它与科技资料、科技图书、普通档案等有相同的一面，也有不同的一面。在技术工作者的职业生涯中，科技档案是从事职业的最重要的参考资料。

7.2　科技档案的属性

科技档案具有以下的特殊属性。
① 在内容特征上，只限于"科学技术活动中形成的"，与其他的文献和档案资料不同。
② 在事物属性上，科技档案属于历史记录，而不同于科技资料。
③ 在价值特性上，仅限于"具有保存价值"的，而不同于普通的科技文献资料。

7.3　科技档案的特点

1. 专业技术性

科技档案是在科技活动中形成的，记录和反映科技活动中的技术内容、技术方法和手段的特殊文献，有极强的技术性特点。

2. 成套性

科技档案通常均以围绕一个独立的项目进行，如一个工程项目的设计和施工，一个型号产品的研制和生产，一台设备的管理和使用等。伴随着项目形成若干相关的科技文献，记录该项目的科技活动全过程，形成一个反映该项活动的相互有序的有机整体材料。科技档案的数量较大，伴随着一项工程的完成，产生的档案可达几十、上百卷，而且还会随使用过程不断增加。

3. 现实性

科技档案的现实性体现在档案建立后相当长的时间内都有使用价值，如设计、施工的底图、蓝图是现场施工备用备查的工具，产品档案是产品再生产和革新改造的依据，设备档案是设备管理、使用、维护的依据等。科技档案建立后要不断地更改和补充，这一点和其他的文献有极大的不同。

4. 复用性

科技档案经常被反复地用于新技术活动，这是由科学技术的继承性所决定的。如开发一个新产品应以相关的老产品为基础，新工程以相关的老工程为参考等，特别是记录新技术、新方法、新材料、新工艺的科技档案，重复使用率很高。所以说科技档案是科技人员进行新产品、新工艺开发时必查的文献资料，是科技人员获取技术信息的重要信息源之一。

5. 保密性

与普通文献不同，科技档案有保密性的特点。《科学技术保密条例》《中华人民共和国保守国家秘密法》等规定，国家秘密的密级分为"绝密""机密""秘密"3 级。档案的秘级也同样分为绝密、机密、秘密 3 级。

绝密级：是最重要的国家秘密，泄露会使国家的安全和利益遭受特别严重的损失。国际领先，并且对国防建设或经济建设具有特别重大影响的；能够导致高新技术领域突破的；能够整体反映国家防御和治安实力的；涉及国家安全或我国特有，一旦泄露会使国家遭受严重危害和重大损失的保密项目，列为绝密级。

机密级：处于国际先进水平，并且具有军事用途或对经济建设具有重要影响的；能够局部反映国家防御和治安实力的；我国独有、不受自然条件因素制约、能体现民族特色的精华，并且社会效益或经济效益显著的传统工艺，一旦泄密会使国家遭受较大损失的保密项目，列为机密级。

秘密级：处于国际先进水平，并且与国外相比在主要技术方面具有优势，社会效益或经济效益较大的；我国独有、受一定自然条件因素制约，并且社会效益或经济效益很大的传统工艺。不属于绝密级及机密级，一旦泄露会使国家遭受损失的其他保密项目，列为秘密级。

此外还有内部级、国内级、公开级等档案。诸如制造工艺、地质资料、科研活动记录、建筑工程项目原始施工设计资料等都具有保密性和内部性的特点，不对外公开。

在档案的利用中，鉴于科技档案文献的保密性特点，自觉地遵守国家的保密制度，注意内外有别，维护国家利益，是每一个技术人员应尽的义务和责任。

6. 种类、类型多样，数量巨大

种类的多元性和类型的多样性是科技档案的一大特点，由于生产的多样性导致了科技档案的多元化，这是由它所记载的社会实践活动的内容和方式决定的，如建筑档案，就有建筑设备、建筑工程项目施工、建筑物业管理等，它们又可细分成多种不同类型的档案，如工程项目施工又包括前期立项、施工、监理、竣工验收等。

科技档案所记载的科技、生产活动，专业多样，手段复杂。它所记载的各种工程设计和施工活动、气象观测活动、水文观测活动、地震监测活动等，内容不同，手段各异，就客观地要求必须以文件材料类型的多样性来适应科技内容和手段的多样性，使得科技档案材料不仅在种类方面，而且在类型方面呈现出多样性的特点。

档案文献从数量上来说应居各类文献之首，档案是人类活动的印迹，宏大的人类社会，其每一组成分子，每一次活动，都无时无刻不在产生大量的档案资料文献，收藏在社会的各个角落，只是由于人们对档案文献在观念、认识和定位上还多处在保存的角色，对其利用价值没有重视，使用较少，没有充分认识而已。

7.4 科技档案的种类

1. 科技研究档案

科技研究档案主要指在基础研究、应用研究和开发研究中产生的各种记录。

科技研究档案一般以课题为单位，收集、组织、整理一套完整的档案资料，记录了课题的选题、实验、成果汇总、成果验收、推广应用等全部活动过程。

2. 生产技术档案

生产技术档案是人们在生产活动中产生的档案，内容比较广泛。主要有以下两种。

（1）工业生产技术档案。工业生产技术档案是有序工业产品设计和生产制造过程中形成的记录，涉及人类活动的各个方面，品种繁杂、形式多样。一般以产品型号成套归档。如医疗器械生产、维护，药品开发研制过程等。

（2）农业生产技术档案。农业生产技术档案种类繁多，周期性和地域性比较强，一般以专业或专题成套归档。

3. 医药卫生档案

卫生档案是指各级行政管理部门和医疗、疾病预防控制、卫生监督、科研，妇幼保健和社区卫生服务机构在工作中形成的，具有保存价值的各种形式和载体的文件材料。这是数量宏大、种类繁多的一类档案文献，总体来说卫生档案是在国家卫生管理部门依据《中华人民共和国档案法》、结合医药卫生工作实际而制定的。医药卫生档案的建立不仅能提高卫生管理工作质量，也是维护公民和卫生机构合法权益的基础工作。除普通日常工作档案资料外，重大医学研究、重点工程项目建设、大型仪器设备管理中要求同步进行文件资料的归档。

4. 设备仪器档案

设备仪器有医疗设备、仪器、器械，与土建工程一起安装的大型设备，也包括小型仪器仪表等单机使用的设备。设备仪器档案分为前期和后期档案，以投入使用为界划分，设备正式使用前的档案为前期档案，前期档案一般为设备生产厂家提供的装箱文件。正式使用开始后的维护、使用过程中产生的档案为后期档案。设备档案一般以设备型号成套，一机一档。

5. 专门性科技档案

专门性科技档案是指科技部门或人员在自然观测中形成的专门档案。如卫生类档案包括以下几种。
① 企业生产档案。
② 医疗卫生档案。
③ 药品质量档案。
④ 药品销售档案。
⑤ 药品临床试验档案。
⑥ 医疗器械档案。
⑦ 诊疗档案。

7.5 科技档案的作用

1. 依据作用

在生产建设、科学研究过程中，要保证这些活动正常有序、高效的进行，必须有完整、准确的科技档案作为依据。档案的依据作用主要有以下几方面。

（1）生产依据。在产品生产的全过程中，要经过设计、研制、定型、正式批量生产等，都必须要有科技档案作为技术依据，如产品的定型，须有试制过程中的实验报告、试制总结、设计图纸等一系列科技档案作为依据。在生产、加工过程中，也必须要有产品的生产图纸等才能进行生产。

（2）基建施工依据。新建筑项目的设计、报建、施工，旧建筑的改建、扩建、保养、维修、装修或拆除，建筑设备设施的使用、保养、维护，都要了解原修建时采用的相关技术、质量参数、建设生产中的问题及处理等，并以此为依据制订施工方案，才能安全、合理、科学、高质地进行，才不会造成浪费或产生质量事故隐患。

（3）设备仪器维修的依据。设备仪器的操作、维护等，需要熟悉和掌握设备的原理、性能、维护技术、维护记录等，必须以设备仪器档案资料作为维护依据。

2. 条件作用

药品、设备生产、研究开发档案，是生产科研全过程的记录，是一切科技创新、挖潜、改造的必要条件。在科技创新、挖潜、改造工作中，必须有大量可靠的技术材料作依据、借鉴和继承。档案可以为技术人员提供前人的设计成果、计算数据、经验和教训。借鉴科技档案可以不走或少走弯路，节省人力、物力、财力和时间。所以说科技档案是科技创新、挖潜、改造工作的必要条件。诊疗档案是诊疗过程的全面记录，不仅可以供后人参考、学习、借鉴，同时也是发生纠纷、伤残事故、理赔时的重要依据。

3. 凭证作用

档案的凭证作用主要表现在决策、查究事故和调解纠纷等方面。

决策一项工程、一个课题、一个新产品开发、一项治疗方案等，都需要进行全面的科学论证，以事实为依据，来不得半点马虎。论证时，必须有可靠的档案资料作依据。

由于档案能真实地反映设备、课题、医疗方案、产品等从设计、生产到使用的全过程，因此在其后生产活动中发生的一切质量事故、质量问题、经济纠纷，查找问题原因时必须调用唯一真实记载原始事实的资料——档案来进行分析判断，才能得出正确结论，所以说最客观、有力，最能说明问题的材料就是档案，档案作为原始凭据，在解决这类问题中发挥了至关重要的作用。

7.6 科技档案的内容

档案收集的内容很广，从档案收集内容广度上可以看出，档案资料是生产技术人员日常工作中不可缺少的重要的信息资源。

1. 设备技术档案

设备技术档案分为与土建工程连在一起的大型设备和单机设备两种，设备以使用开始时间划分成前期档案和后期档案。设备的原始资料，特别是由生产厂家随同设备一并出厂的设备名称、规格、编号等原始资料是前期档案的重要组成部分，后期档案是在使用过程中的维护、运行、检验等记录。设备档案就是设备购入、使用、维护和管理过程中积累的各种原始记录。对设备使用和维护人员来说，不断积累和总结设备维修经验是加强设备管理的一项重要内容，可减少设备管理工作中的盲目性，使设备管理工作始终处于主动状态，使设备保持良好的运行状态。

引进重要设备的全套技术档案资料，应包括以下内容。

（1）设备立项性技术档案。自制的设备，应有申请报告、批复、设计任务书，可行性调查报告、设计研制方案等。国外购入的设备，应有申请外购报告、批复、技术经济调查报告、外购合同、协议。国外引进的设备，应有申请引进设备报告、批复、可行性研究；技术人员出国考察、技术培训的总结和相关资料、技术经济调查报告，与外商谈判纪要、备忘录、合同、协议书和往来文件，包括原文和中文译文。

（2）设备自身形成的技术档案。如外购的设备，应有开箱记录、总体布置图、安装和使用说明书、技术图纸等。如属自制的设备应有计算书、说明书、全套设备图纸、技术鉴定报告等。如为引进设备还应有随机全套图纸及文字材料（含专利书、专利技术说明书、技术条件、技术标准）、设计计算书、配方和典型工艺文件。包括原文和中文译文。

（3）设备安装调试形成的技术档案。如设备安装质量检验和试车记录，设备安装竣工图样、检测验收报告、鉴定证书。引进设备还应有技术、质量上的异议和处理结果等材料。

（4）设备的管理、使用、维修、改造形成的档案。如设备的保养记录、修理内容表、设备的大修记录等。引进设备还有先进技术的消化、吸收和国产化的实施计划及有关图纸等。

（5）引进设备如产生经济纠纷，会形成对外商索赔档案。如设备的损坏、短缺零部件、设备技术达不到设计要求等情况，都有权向外商索赔。索赔全过程产生的文件及相关材料都应归档，文件包括原文和中文译文。

特别是特种设备。如高压氧舱、压力容器、压力管道、电梯、超重机械、索道、游乐设施等，应该有安全许可证书等文件。设备的保养和维修必须由有资质的部门承担，维修、保养和日常运行记录都是重要备查的档案材料。

从上文可以看出，设备档案包括了设备的所有信息，是操作、维护、管理设备的重要技术凭据和依据，是操作、维护、管理设备人员必读、必用、必查的重要资料。检索和利用科技档案是一线技术人员必须掌握的技能之一。

2. 工业生产技术档案

工业生产技术档案的内容构成，在不同的专业和不同类型的单位是不相同的，它的特点是以型号成套，一个型号的产品档案，是一个有机的整体。

如机械生产技术档案，一个产品从接受任务到进行设计，直到产品鉴定定型，批量生产和交付使用，要经过相应的设计、试制和生产过程，包括编制技术任务书、初步设计、技术设计、工作图设计、工艺设计、产品试制、试验、定型、生产准备，投入生产等。在这个过程中形成的文件材料，构成了机械产品生产技术档案的基本内容，它包括以下几条。

（1）技术协议书、委托书及有关的合同文件。这是机械产品设计和生产制造的依据文件的一部分，具有法律效用，是机械产品生产技术档案不可缺少的内容。

（2）技术任务书（设计、研制任务书）、可行性研究报告、方案论证文件及专业主管机关审批意见。这一组文件是机械产品设计的重要依据性文件，是机械产品设计档案的有机组成部分。其主要内容包括：市场（国内、国外）调查，国内外同类型产品的比较，产品的适用性，设计、研制的理论根据；产品的性能、结构特征、技术规格、主要参数和技术经济指标；产品的设计原则、生产规模、用户要求等。

（3）产品设计计算文件。这是一组对产品的性能和主要结构等进行理论计算的文件，包括任务书和计算书，计算程序、记录和计算报告等。

（4）产品图样、目录文件和技术条件。包括产品总图、装配图、零件图，文件目录、图样目录和明细表，以及零件制造、产品装配和产品试验技术条件等。这些文件是进行产品制造和工艺设计的重要依据，是机械产品生产技术档案的核心部分。

（5）产品试制鉴定大纲。这是为产品进行定型鉴定而编制的科技文件，它规定了产品鉴定所需的文件、试验程序、试验要求和试验方法；是机械产品成套档案的重要内容。

（6）产品定型文件和其他有关文件。包括产品型式试验报告、定型报告、试制总结及产品说明书、合格证等。

上述文件是一般情况下机械产品档案的基本构成内容。在机械产品生产、制造过程中，还形成相应的生产工艺文件和其他有关文件，如产品工艺方案和工艺规程、工艺指导书和工艺说明书、工艺路线卡片、工艺装备图样和说明书、技术定额、产品质量检验文件等。这些文件也是机械产品生产技术档案的组成部分。

下面是一个医疗及医疗机械生产厂家常用的空气压缩机技术档案目录。

（1）设备安装使用说明书、设备制造合格证及压力容器质量证明书，设备调试记录等。

（2）设备履历卡片：设备编号、名称、主要规格、安装地点、投产日期、附属设备的名称与规格、操作运行条件、设备变动记录等。

（3）设备结构及易损件图纸。

（4）设备运行累计时间。

（5）历年设备缺陷及事故情况记录。

（6）设备检修、试验与技术鉴定记录。

（7）设备润滑记录。

（8）状态监测和故障诊断记录。

（9）设备技术参数变更记录。

（10）设备技术特性。

（11）管网图、地下管网图、电缆图和密封档案。

图7-1是车间生产设备之一——空气压缩机的设备档案中的一项资料——空气压缩机产品说明书。在设备选择、购买、验收、安装、调试时都要以说明书提供的参数和要求进行验收、安装、调试，如安装必须按图7-2的安装图要求进行。设备使用和定期维护、检修、保养也需要按说明书要求进行。在设备故障检查、修理时，更是最重要的依据资料。

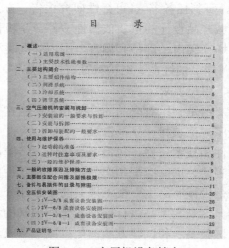

图7-1　空压机设备档案

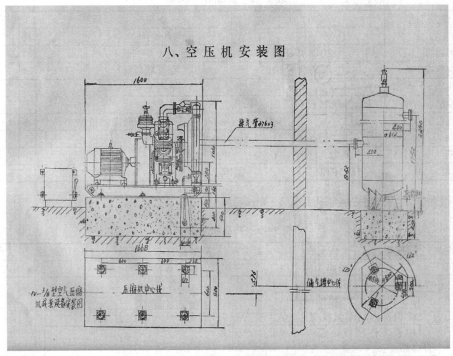

图 7-2 空压机产品设备安装使用说明书

3. 医药卫生档案

医药卫生档案是非常重要且数量庞大的一类档案资料，为作好这类资料的管理，卫生部于 1991 年制定了《医药卫生档案管理暂行办法》，以规范和保证此项工作进行。

《医药卫生档案管理暂行办法》是根据《中华人民共和国档案法》《中华人民共和国档案法实施办法》和国家有关规定制定的。

医药卫生档案是指从事医疗、防疫、科研、教学、生物制品、生产、药品管理、卫生行政管理，以及其他各项活动中形成的具有保存价值的各种文字、图表、声像及其他不同载体、不同形式的历史记录。办法从各方面全面地规定了从业人员在档案材料的形成、收集、上报等的责任。

在前面章节论述的 GMP 生产质量管理规范中，可以了解到，在 GMP 认证的内容中，档案资料是核心内容和环节之一。

［例 7-1］档案资料举例：药品养护档案（见表 7-1）、药品批生产记录（见表 7-2）。

表 7-1　药品养护档案

药品名称及剂型	复方**片		规格	12 片/盒
英文名			有效期	
建档日期	2018.12.10		建档人（养护员）	
质量标准	《中国药典》2015		检查项目	
性状			储藏要求	
包装情况	符合外包装材料的规定要求			
建档目的		为药品养护、保管、采购提供依据		
质量问题摘要				
日期	产品批号	批准文号	生产企业	问题
2018	1805012	国药准字****号	吉林**药业	

药品批生产记录，保存至药品有效期满后一年。

表 7-2　药品批生产记录

品名：胶囊		规格：	代号：	批号：	批量：万粒		工序：称量	文件编号：	
日期	时间	操作步骤		生产记录				操作人	复核人
		称量前准备							
		一对作业场所、环境的检查							
		*检查操作间温湿度、压差是否符合要求		□是		□否			
		*检查工作区域是否有与本批生产无关的物品		□无		□有			
		*检查生产区域卫生是否符合要求		□符合要求		□不符合要求			
		一对电子台秤进行检查							
		*检查是否完好清洁待用		□完好清洁		□不完好清洁			
		*检查是否在其检验有效期内		□是		□否			
		一检查生产所需物料是否备齐							
		*批生产指令单中的物料		□已备齐		□未备齐			
		一清洁准备好的工器具，并用 75%的乙醇消毒		□已清洁 □未清洁		□已消毒 □未消毒			
		一替换状态标志							
		*用生产许可证替换清场合格证		□已替换		□未替换			
		称量开始							
		1. 检查称量所用物料的品名、代号、批号、性状及检验报告应无偏差		□无偏差		□有偏差（见偏差或备注）			
		*检查应能过 100 目筛网		□符合规定		□不符合规定			
		*检查低取代羟丙基纤维素应能过 80 目筛网		□符合规定		□不符合规定			
		*检查微晶纤维素应能过 80 目筛网		□符合规定		□不符合规定			
		*检查淀粉应能过 80 目筛网		□符合规定		□不符合规定			
		*检查滑石粉应能过 80 目筛网		□符合规定		□不符合规定			
		*检查碳酸钠应能过 80 目筛网		□符合规定		□不符合规定			

7.7 科技档案的载体及类型

科技档案与其他类型的文献相比，具有载体多样性的特点。因为科技档案是以具体内容记录和反映人类科技生产活动的原始资料，它必然会以多种形式来进行记录和反映这些活动。科技档案的载体包括常见的纸质型文献资料、光盘资料、实物、照片、影片、声像、电子档案等。近年开始的档案资料数字化工作进展很快，目前档案工作都按要求实现了计算机管理，档案资料也进行了数字化。

7.8 科技档案的分类

科技档案的分类，由专业人员按规则进行，概括地说有两种，一种是档案实体的分类，如按年度、机构、地域、产品设备型号等；一种是档案内容的分类，在此不再详述。

7.9 科技档案的检索

档案的检索有分类目录、主题目录、专题目录、责任者目录、全宗指南、专题介绍、档案存放地点索引等。其中分类目录、主题目录、专题目录、全宗指南等检索工具是最重要的（全宗为一个国家机构、社会组织或个人形成的具有有机联系的档案整体）。按其形式分为卡片式、簿册式、缩微和机读目录。前两种是传统式档案的检索工具。

档案计算机管理系统使用操作简便，提供多条检索途径，按提示操作即可。因档案种类繁多，且不同的档案间内容差别较大，所以针对性地开发出相应的档案管理系统以适应需要，如人事档案、高校档案、建筑档案、设备档案、科研档案、地质档案等。因此不同于其他文献的管理系统，档案管理系统种类较多，但总体功能是类似的。由于档案资料大多为内部使用，所以网络上的检索系统大多仅能查阅档案的主要信息及文摘，全文需到收藏档案的相关部门、公司、单位查阅。

本章以四川省科学技术研究成果档案馆（http://www.sckjcg.com/index.action）为例。

该馆首页如图7-3所示。进入首页后使用成果查询选项，即可进入查询平台，如图7-4所示。查询界面左侧为检索区，右侧为成果展示区。此系统提供的检索途径5条，包括常用的科技成果名称、关键词等，附加条件选项多达9项，方便进行精确检索。如查找超高层建筑升降平台方面的新技术成果，选择成果名称和关键词两项，进行组合检索，得出符合条件的成果1条，如图7-5所示。点击后可得成果详细信息，如图7-6所示。图7-5右侧的成果展示区列出的各项成果名称，可直接点击浏览成果详细信息，如选择点击图7-4黑框所示成果，系统给出的详细信息如图7-6所示。

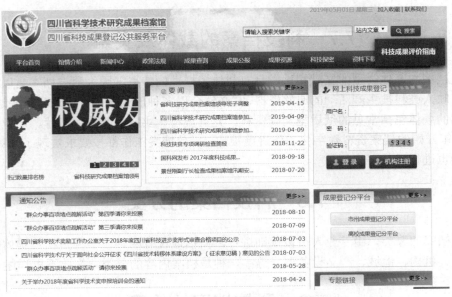

图7-3 四川省科学技术研究成果档案馆首页

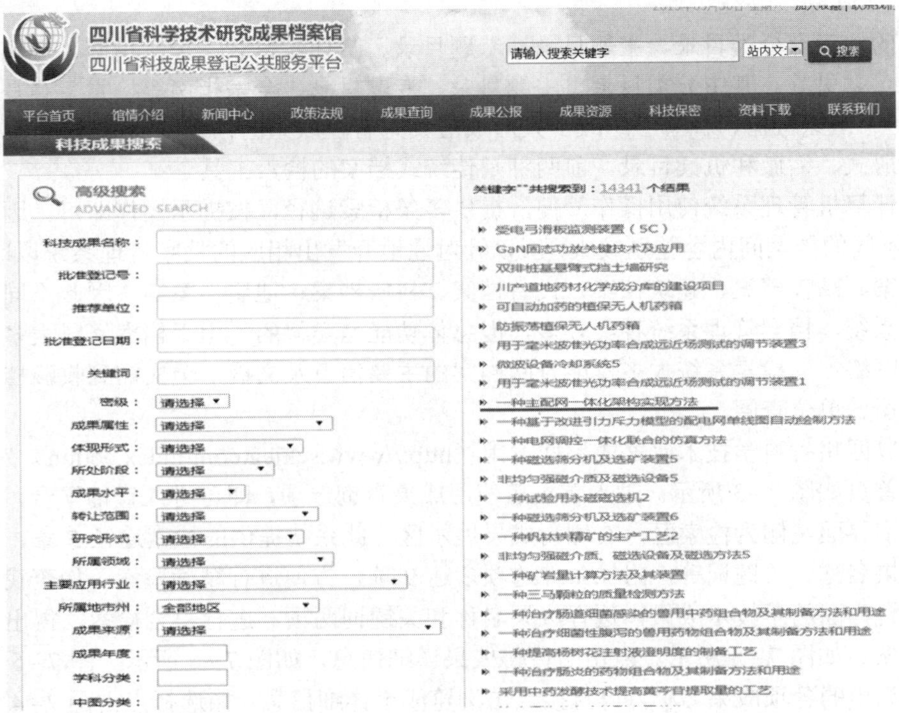

图7-4 成果查询界面

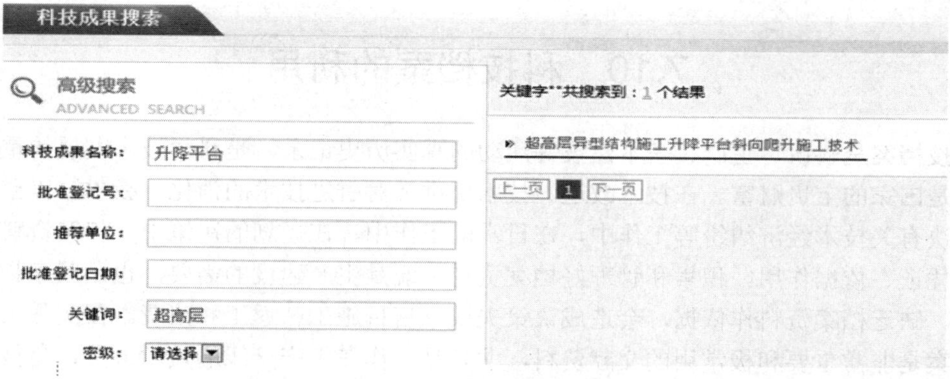

第7章 科技档案的利用

图7-5 检索结果1条

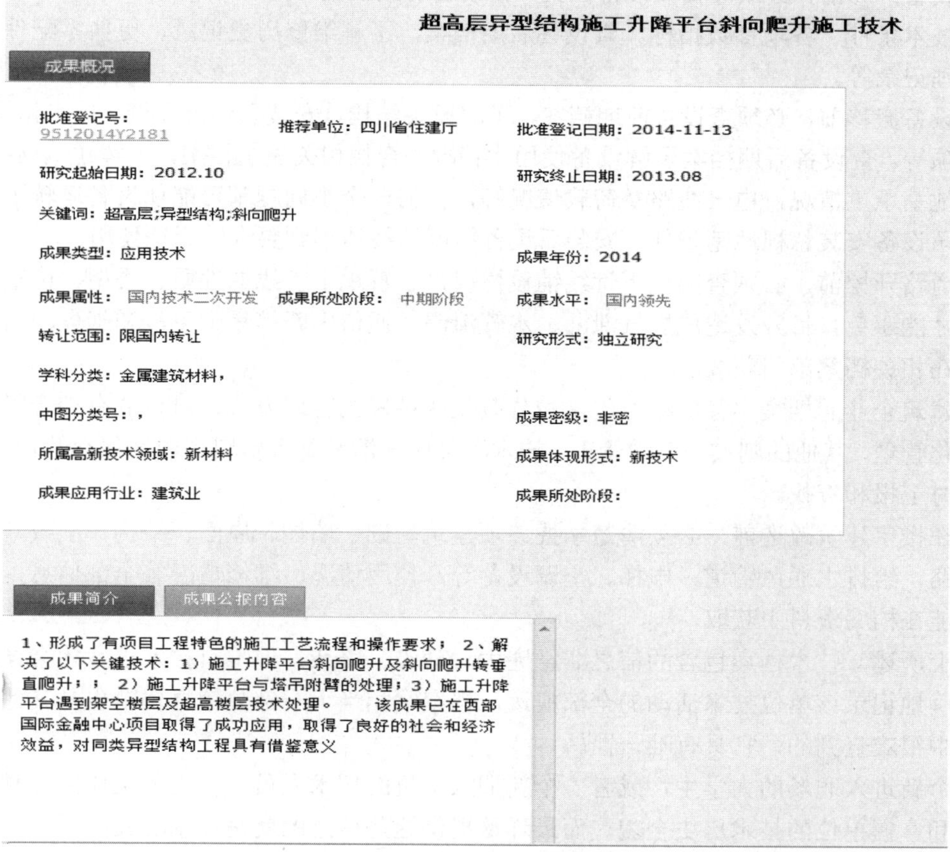

图7-6 成果详细信息

成果详细信息包括成果的类型、属性、应用行业、保密级别、研究形式、成果水平等。

7.10 科技档案的利用

科技档案是科研、生产、基本建设等活动的真实历史记录，是科学技术发展的重要信息资源，是国家的宝贵财富。在技术改造、技术引进及对引进技术的消化、吸收，以至洽谈、交涉解决有关技术经济纠纷等工作中，在日常的工作中，在规划的决策中，档案资料发挥着重要的凭证、依据作用。积累和管理好档案资料，既是生产建设的需要，也是国家长远建设的需要。缺乏档案资料作依据，会造成决策失误、盲目施工、返工和浪费。在实际工作中，科技档案是非常重要和极常用的文献资料，尤其是工作在生产一线的技术人员，科技档案是他们工作不可缺少的重要的技术信息源。

如设备维修前，必须查找该设备档案，查设备前期档案（购入时的随箱资料），了解设备结构、技术条件、各项参数指标。查设备后期档案，了解维修历史记录、更换零配件记录、问题处理记录等。

如设备搬移前，必须查设备前期档案，了解设备结构、安装条件及图纸、技术指标要求、注意事项等。查设备后期档案了解设备使用中情况。查找相关建筑档案，了解建筑结构情况、地面、地基承重情况，电气线路及荷载情况等，任何一个小问题都可能使设备运转不正常，如某公司设备安装忽视地基条件，安装后设备精度始终达不到要求，无法使用。

如道路开挖前，必须查阅地下管线铺设情况，了解地下管线的性质、类型、位置、所属部门，才能避免盲目开发造成燃气泄漏、水管泄漏、通信中断等重大事故和损失，而这些信息只能在相关档案部门获取。

如建筑企业的档案实行的是专门化和分散化两种模式管理方式，对企业有综合影响的实行专门化管理，其他的则实行分散管理，技术人员应该清楚掌握资料去向及保存管理的部门，以便及时上报和查找。

而在楼宇建筑改造前，必须清楚掌握该项建筑基础、墙体、屋面、结构、承载，强弱电通信线路，给排水通风管道，电梯、空调设备等，使用情况、维修情况等全部信息，这些信息也只能在档案资料中获取。

综上所述，技术档案包含的信息非常庞大、琐碎、繁杂，但唯有技术档案才会详尽、真实、准确地记录该单位技术活动的全部痕迹，档案中相当大一部分信息资料也是其他任何文献信息中很难查到的，它具有唯一性。

一个新进入职场的大学生，或者一个新调入单位的技术人员，在进入工作岗位时，应首先了解和掌握单位的技术历史全貌，而最详尽提供这些信息的就是技术档案，所以凡是接受新岗位或者进入新单位的人员都应阅读、了解该单位的技术档案，掌握相关信息和规定。

科技档案的收集整理和服务，大多由各单位相关部门负责开展，且以收集该单位相关档案为主。由于档案的专业性及保密性特点等原因，科技档案在使用人员范围上有一定的限制，大多为仅供本单位内部使用,各单位间少有交流,这一点与其他文献的资源共享概念不同。同样,科技档案数据库基本不在互联网上开放供读者使用。

在我国的社会主义建设中,科技档案起着十分重要的作用,档案是国家的宝贵财富之一,国家和政府十分重视技术档案工作,下达了多项有关规定,规范健全档案工作。本章学习的主要内容和任务,是科技档案对一线技术人员的作用和意义,科技档案作为重要的技术信息源的认知,明确技术人员对科技档案健全的义务和责任,明确科技档案的检索、利用方法。

第 8 章

网络开放资源检索

网络开放资源是近年来人们广泛利用的一类资源,由于它类型多样、数量巨大、存在分散,内容覆盖社会所有成员的各类不同需要,无论是专业学习还是娱乐休闲,均有涉及,而且使用不受限制,所以,网络开放资源已经成为人们重要的文献信息源之一,本章有选择地介绍部分有助于终身学习的信息源。由于网络资源一直处于动态变化中,不断有资源产生和消失,所以本章以启发引导式进行介绍,以认识网络开放资源,激发对网络开放资源信息敏感度,提高网络开放资源利用意识为目标。

网络开放资源大致可分为两种,一种是单纯的开放获取式资源,它的资源对所有人员开放,使用者可免费浏览下载,其资源由主办方提供,经过审核有针对性地组织信息进行发布,这类资源平台不接受其他作者的作品上传,如政府、行业部门网站等,是一种单向通道资源平台。另一种是开放存取式资源,它的资源对所有人员开放,但它接受作者上传自己的作品,并提供上传渠道,对作品进行一定的审核,简单的组织,这类平台对作者和使用者来说,既可上传作品与他人分享,就是所谓的"存",同时也可免费查找、阅读、下载、复制获取他人的资源,就是所谓的"取",如百度文库等,是一种双向通道资源平台。两种开放资源,获取和存取仅一字之差,但区别还是较大的。

网络开放资源的内容涉及各个领域,种类繁多、数量巨大,由于免费使用不设门槛,内容实用,特别是政府行业部门的开放获取资源,具有数据信息准确、可靠、权威、更新快等特点,得到人们的高度赞扬,成为查找、索取该类资源的首选。而开放存取式资源,也由于其内容丰富、使用方便,符合当代社会信息资源共享潮流,成为近年来发展最快,同时得到社会各界群体成员接受并广泛利用的一类资源。

网络开放资源的文献类型多样,来源广泛,既有期刊文献、专著、参考文献、技术报告等学术性强、内容专深、编写严谨的出版文献,也有工作总结、心得体会、经验记录等浅显、贴近生活工作实际的短小非正式出版物;既有视频、音频、PPT、图片,也有各种文档,加上它高度开放的获取方式,得到了人们的认可,成为新就业、职场工作人士查找资料、学习的首选资源;成为人们在自我更新、自身提升、终身学习过程中的首选资源;成为人们为适应社会科技进步发展对社会劳动成员素质、水平、能力要求提升的首选资源;网络开放资源在社会劳动成员信息需求中承担着主要资源的角色。

8.1 网络开放资源特点

网络开放资源的特点主要表现在以下几方面。

1. 高度开放，获取便捷

网络开放资源多具有获取高度便捷的特点，这是由它本身特质决定的。网络开放资源之所以称为网络开放资源，"开放"二字标明了它的这一特性。开放资源系统平台对所有有需求阅读利用其资源的用户开放，下载资源只需注册即可，有些甚至无须注册。而开放存取式资源平台，其存取二字也标明了开放作品上传通道，作者可以相当便捷地上传个人作品与他人分享。如百度文库、道客巴巴等均是注册即可进行资源的查找、上传、阅读、积分下载等活动。

2. 资源类型丰富

网络开放资源的丰富、多样性特点，体现在它几乎包含了现代文献信息的所有类型，虽然目前商业文献数据库已经向文献类型综合多样化发展，但其资源类型仍无法与网络开放资源相比，网络开放资源不仅包含了图书、期刊、学位论文、标准、专利、视频、图片等，还包含了许多文档、公文资料、PPT、源代码、模拟模块、软件系统等。

3. 时效性强

网络开放存取类资源仅以网络计算机作为出版技术平台，作品提供者、编辑与读者间实现互动式交流，文献处理时效性强。相对正式出版的文献，从收稿到出版至少几个月时间来说，其时效性强的特点十分突出。

4. 实用性强

正式出版发行的文献资料，在文献选题、内容上要求内容专深、新颖，观点、论点明晰，文章结构严谨，文字数量、版面格式等都有较高要求，因此大量一般生活工作中产生的实用性很强的记录性文章、普通的实用文档，如生产工作中产生的属于一次性文献的工作记录、经验总结、公文写作、操作技巧、心得体会、问题处理记录等达不到学术档次但实用性极强的资料不能入选，形成了一个实用性资料空白，而这类文献恰恰是职场人员，特别是新入职人员重要的常用参考资料。由于网络开放存取资源上传不设门槛限制，使得这部分不可能正式发表、人们难以获得的有用资料在此大量收存，弥补了这个实用性资料的空白，成为不可多得的宝贵资源。

5. 高度的便捷性

网络开放资源系统平台一般不设限制和门槛，普通浏览阅读甚至不需要注册即可使用，非常方便。同时提供多种阅读方式，可以免除阅读费用，真正做到了开放共享。

6. 终身学习帮手

随着社会的发展进步，任何人都面临终身学习问题，无论是转岗、转行、接受新任务，哪怕是生活方式变化，人人都必须不断学习，以适应社会发展的需要，享受技术进步带来的生活水平的提高。不变的是世界永远在变，只有不断地学习才能不被社会所抛弃，所以终身学习是人生存的必须。

但不是所有的新变革，都有机会重新进入专门机构学习，更多的需要自己学习，自我提高，先行一步。网络免费资源就是终身学习最长久的老师，取之不尽的学习宝库。

网络开放资源虽然具有许多优势，但也存在许多不足之处。

7. 质量良莠不齐

质量良莠不齐是因为相当部分网络开放存取式资源平台是由作者自由上传，并不进行学术上严谨的审核，特别一些普通资料，仅是工作中的记录和体验，个人意识、主观看法很强，难免有片面性、不准确、不成熟等问题，需要由阅读下载人员自行判断、选择，但其中不乏有大量非常实用且宝贵难得的一次性文献，包括整篇文献、部分章节，甚至几个观点、几个数据、几个现象、几个过程等，需要用披沙沥金的精神从中发掘。而政府部门、行业学会等的开放获取资源网站，其资源质量高，发布严谨，具有权威性。

8. 检索功能不强

大多数免费开放文献资源平台仅提供简单的检索，其检索途径单一，通常仅提供关键词、名称等一两种检索途径，大多不能进行稍有深度的组合检索等，因此很难进行深度精确检索。但少部分政府、行业部门的免费开放资源网站，提供有功能强大的检索平台。

9. 资源收藏不齐全、不配套

相当一部分开放存取资源平台，由于作者个人上传，全凭作者意愿，自由度很大，主办者也很难进行资源整体规划控制，存在文献配套齐全问题，文献长期保存也依靠网站经营状况，并无保障。但政府部门的开放资源网站，其资源收藏得非常齐全、完整，且配套。

10. 重复收藏

与上面原因相同，作品重复上传现象也不少见。特别是开放存取资源网站，重复的问题包括不同网站间资源重复，同一网站内资源重复，同一网站内多篇文献内容相似、雷同等，需要使用者自行甄别。

11. 版权问题

版权问题是一个存在于开放存取资源平台，且困扰其生存发展，目前尚没有得到彻底解决的问题。一些作者的作品正式出版发行，版权一般归属于出版部门，但一些作者将写作过程中的草稿上传，或者是出版后以个人作品名义上传，虽属于个人行为，责任在作者，但就版权法来说，应属于版权保护范围。此外，也存在有将他人作品上传的现象。但对于众多没有正式出版发行上传的作品，不存在版权问题，属于作者自愿将本人作品上传，与他人分享行为。

12. 网站稳定性问题

网络开放存取资源平台的数据商、开发商开发的资源平台，通常都存在一个经营稳定性问题，就是资源平台和数据更新没有保障，视开发商的经营情况而定，所以经常有曾经很火爆的网站停止更新，或者改换资源，或者使用一段时间后关闭无法访问。也不乏一些资本强大的网站长期坚持运行得很好，如百度文库，不过也开始从免费向部分收费转变。

无论有多少的不足，网络开放资源的优点，如实用性、共享性、便捷性都得到了人们高度的肯定，目前使用群体非常广泛，特别如百度文库这样的搜索引擎自带在线互动式文档分享平台，已经成为人们优先选择、广泛使用的一类资源。总之，网络开放存取资源平台如自然界中的万物，有新的生长，也有旧的消亡，生生不息，需要用心寻找、发现。

8.2 网络免费资源介绍

网络开放免费资源种类很多，提供这些资源的网站一些是专业主营资源的网站，但大多数为一些门户网站自带资源，并非为主营业务，需要使用者下功夫寻找、挖掘。

目前也有利用微信公众号等发布信息的，部分也极具学术价值。

以下针对学习、参考使用为目的，介绍部分免费开放资源网站及微信公众号。

8.2.1 政府部门网站

政府部门网站是非常有用、价值很高的网络信息源，网站提供的资源信息内容正规、可靠、准确、权威，且有许多其他渠道不易获得的信息，如政策、数据等，应当加以特别关注。各级政府和部门的网站众多，下面仅选部分为例介绍。

1. 教育部官网

教育部官网（http://www.moe.gov.cn/）是关于教育方面的最权威官方网站，提供各种政策、文件、文献、学校、招生及统计数据等。各省、市地区也均有地方教育部门官网，可查看地方教育方面信息。

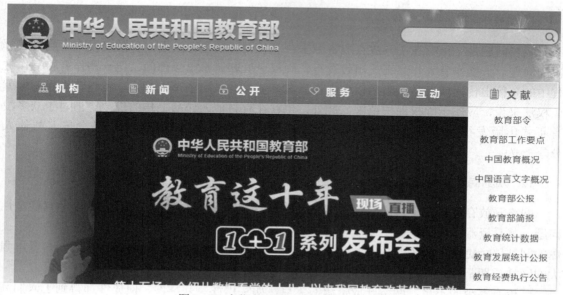

图 8-1　中华人民共各和国教育部官网

2. 国家统计局

国家统计局网（http://www.stats.gov.cn/）是国家统计局官网，提供国内各行业各地区历年各类数据，是最齐全、准确、权威的统计数据信息源。图 8-2 为国家统计局页面。

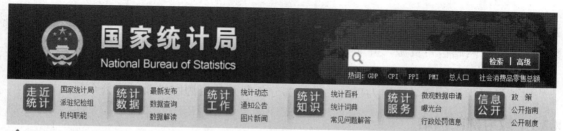

图 8-2　国家统计局页面

3. 中华人民共和国国家卫生健康委员会

中华人民共和国国家卫生健康委员会网（http://www.nhc.gov.cn/）为中华人民共和国国家卫生健康委员会官网，除提供该行业业务管理及相关知识外，信息查询中提供卫生标准、基本药物目录等信息及相关资料，可下载全文。图 8-3 为其官网首页。图 8-4 为信息查询页面。

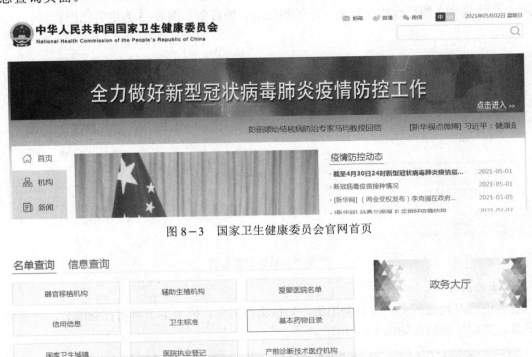

图 8-3　国家卫生健康委员会官网首页

图 8-4　信息查询页面

8.2.2　中文在线共享文档

网络在线共享文档网站，是使用和提供者将计算机中的文档（文字、表格、幻灯片等）上传网站储存，并与其他用户分享的网站。这类网站一般提供文档在线预览、下载，以及嵌入服务（将文档预览界面嵌入其他网页）。由于它以文献信息资源为主业，包含了前面所述的开放存取资源的特点，成了开放存取资源类网站的代表，拥有广泛的用户，成为人们学习参考下载文献的首选资源网站。比较著名的如百度文库、道客巴巴、新浪爱问、豆瓣、豆丁网和 Google 等。

1. 道客巴巴

1）道客巴巴简介

道客巴巴（http://www.doc88.com）是一个以文献数据收藏利用为主业的网站平台。道客巴巴在线文档分享平台的口号是：致力于为数亿互联网用户打造自由交流与平等学习的开放式互动平台。目前收藏文档数量已经超过 2 亿页，事实也确如其口号所言，道客巴巴已经成为国内在线共享文档平台的代表之一，受到使用者的肯定。图 8-5 为道客巴巴首页。

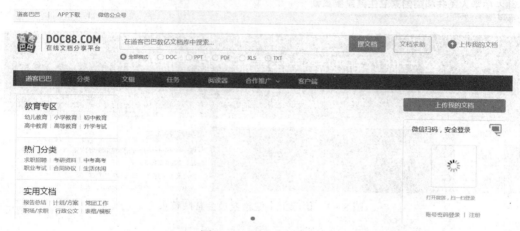

图 8-5　道客巴巴首页

2）资源简介

道客巴巴对收藏的文档按分类组织，先按类型初分，同类型下再用行业细分，再列出文档目录。文档分类情况如图 8-6 所示。

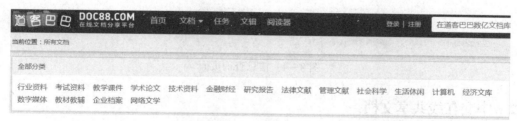

图 8-6　道客巴巴文档分类

图 8-7 显示的是分类文档中的技术资料，从中可以发现，此类文档包括了技术总结、分析报告、实验数据、实施方案、会议报告等其他途径难以得到的资料。打开实施方案也可看到，收录有施工技术方案、策划方案、技术措施、企业档案等实用性资料。打开技术报告可以看到收录的文档有总结、讲稿、决心书等属于一次性文献的极实用的文档，这在商业文献数据库是没有收录的，但对于普通工作人员来说，属于参考价值较高的一类文档。极高的实

用性是赢得受众喜爱并使用在线共享文档平台的主要原因。

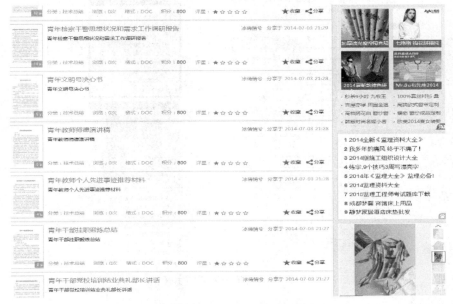

图8-7 分类文档中的技术资料

3）典型资源类型

同其他在线文档平台相似，道客巴巴的文献资源类型也很丰富，如文档、PPT（见图8-8）、图片等。图8-9为文字类文档全文，在屏幕右侧提供有相似文档，方便扩大参考范围。

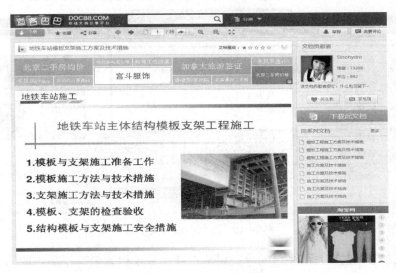

图8-8 PPT类文档

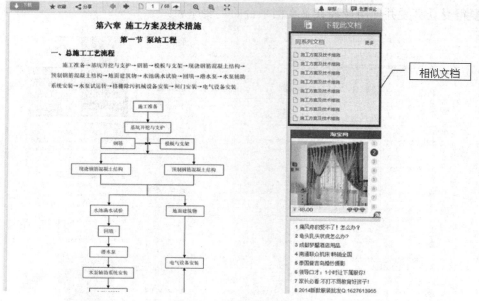

图 8-9 文字类文档全文

4）文档搜索

同其他在线分享文档平台一样，道客巴巴的文档搜索功能比较简陋，方式有二，一是在搜索框中输入相应关键词，二是选择分类类目（见图 8-10），点击后展开该类目下的文章题录信息，选择后可看全文。

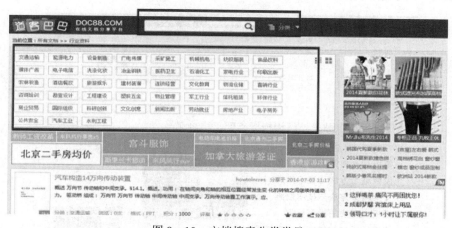

图 8-10 文档搜索分类类目

需要说明的是，这类系统平台的分类质量不高，致使检索效率不高。原因一是分类由作者参与，作者对分类的理解有限，对正确的分类没有掌握，对文档主题内容的理解把握不准，致使分类质量不高，主办方也很难控制，因此分类随意性很强。二是许多文档内容复杂，涉及多个类目，确实难以确定归入何类。三是使用者对文档分类的理解与作者分类的匹配度有差异。

道客巴巴在每篇文章旁边都提供有相似文章的列表和链接，供使用者参考，部分弥补了检索功能的不足（参见图 8-9）。

5）使用

道客巴巴文档网络浏览无门槛限制，开放式首页，按需要和提示点击查找阅读全文。但下载需要注册，并按资源情况作一定限制，如收取积分等。积分可通过上传文档，供他人浏览上传的文档等方式免费获取，也可通过充值获取。

2. 其他在线共享文档资源简介

类似道客巴巴的在线共享文档平台还有百度、豆丁、Google 等。它们收藏的资源和使用方式与道客巴巴相似。

1）百度文库

百度文库（http://wenku.baidu.com/）是目前国内著名的共享文档资源产品。百度的产品阵容强大，资源丰富，由百度搜索引擎与百度文库、百度百科、百度知道、百度阅读、百度学术等一系列资源的相互配合，成为网络资源与利用最多的主力共享平台。百度文库是百度打造的在线互动式文档共享平台，目前已收录上亿份文档资料，包括课件、习题、论文报告、专业资料、公文、法律法规、政策文件等，是目前使用量最大的一个在线文档资源库。其检索方式一是分类浏览，二是简单检索，可选择文档时间、类型等。百度文库主页如图 8-11 所示。

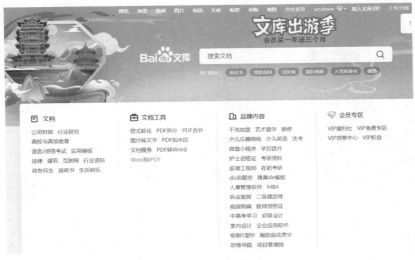

图 8-11 百度文库主页

2）豆丁网

豆丁网（http://www.docin.com/）创立于 2007 年，号称全球最大的中文文档网站，为用户提供一切有价值的可阅读之物。一切有价值的可阅读之物，意为包括了所有人，所有感兴趣的文档，可见其收藏的文档范围极广。豆丁网可提供免费在线浏览。

同道客巴巴和百度文库相同，豆丁网对文档也进行分类和简单搜索。分类类目（见图 8-12）以方便使用为原则，按用途、对象、行业、层次等多种情况设置。豆丁网的文档全文如图 8-13 所示。文档全文右侧也显示相关文档供参考，扩大了检索结果范围。

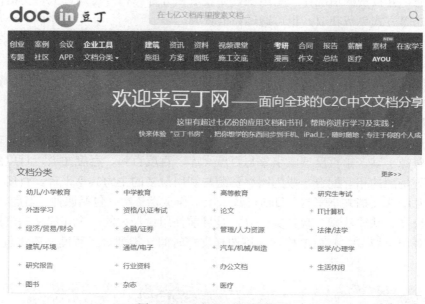

图 8-12　豆丁网的分类类目

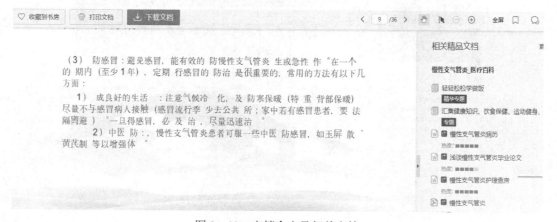

图 8-13　文档全文及相关文档

8.2.3 行业网站

除政府网站外,行业学会网站也提供大量有用的文献资料。

1. 国家药品监督管理局

国家药品监督管理局网(https://www.nmpa.gov.cn/)是国家政府机关官方网站,网站上有大量权威的药品监督信息(如法律法规),并提供简单的关键词检索,是行业内技术人员利用率很高的网站(见图8-14～图8-16)。可以一直点击,直至到详细信息,如图纸、方案、表格等,部分需要注册或付费。

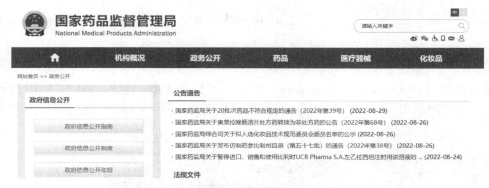

图 8-14　国家药品监督管理局栏目

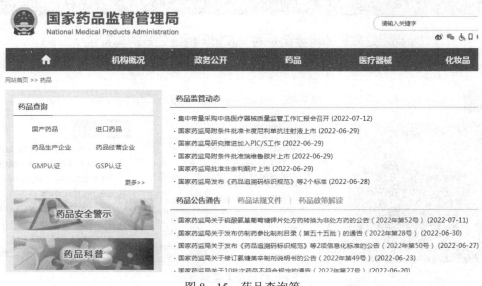

图 8-15　药品查询等

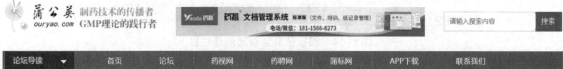

图 8-16 法规政策

2. 蒲公英网

蒲公英网（https://www.ouryao.com）的医药类信息丰富，包括 GMP、中国药典等。图 8-17 为该网站主页，从主页栏目上可见其信息丰富。图 8-18 为该网站内主要栏目。

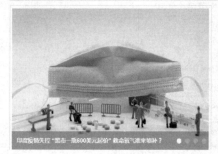

图 8-17 蒲公英网首页

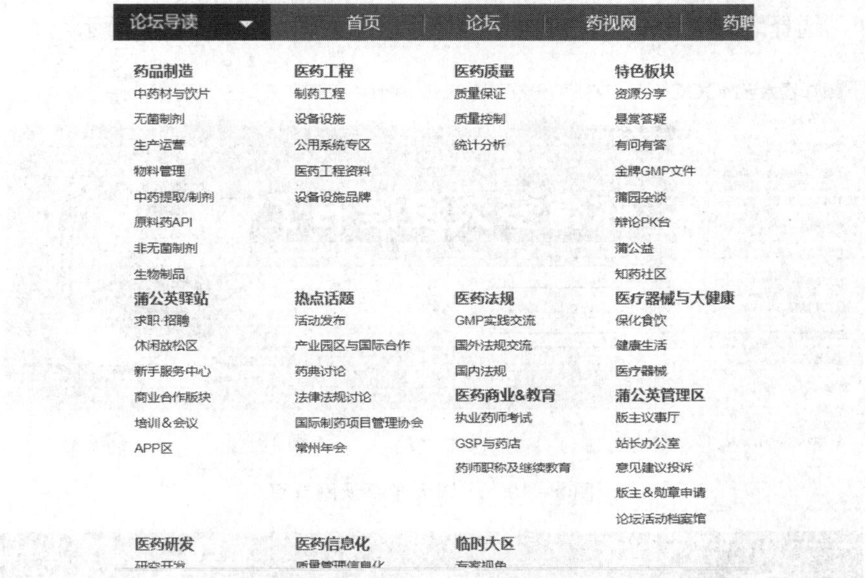

图 8-18 主要栏目

8.2.4 公开课、开放课、精品课、慕课

近年来火爆的公开课、开放课是基于资源共享原则，在开放大学团队的主导下，通过网络公开，供学习者学习的课程。这些课程都经过课程团队的精心选择、组织和打造，由优秀的教师或学者授课，如著名的网易公开课、耶鲁大学等一批世界名校公开课等，现已有200多个国家和地区参与网络公开课的建设，一些网站和数据开发商也在从事公开课的建设。可以说目前的网络公开课已经覆盖了相当多的学科，在内容、形式、讲授上都以高质量、高水平、精品面貌呈现给广大学习者，是自主学习的极佳资源。

我国的精品课、开放课建设是教育部在前阶段精品课程建设基础上，为加强优质教育资源开发和普及共享，进一步提高高等教育质量，服务学习型社会建设，组织国内高等院校，利用现代信息技术手段开展的一项工作。开放课经过几年的建设，已经有一大批课程建设完毕，上传到网上供学习者使用。

开放课、精品课的最大特点是，给学习者极大的自由度，可以自由选择课程，自由选择学习时间、学习地点、不同风格的教师，以及学习的尺度。

公开课、开放课、精品课是质量很高的精品资源，在各高校网站上都提供相关资源。近年红火的慕课则是一种大规模分享合作式在线网络课程。

1. 中国大学慕课网

中国大学慕课网（http://www.icourse163.org）提供几十所大学的慕课，首页如图 8-19

所示。例如,选择北京大学慕课,可自行选择课程和教师,如图8-20所示。

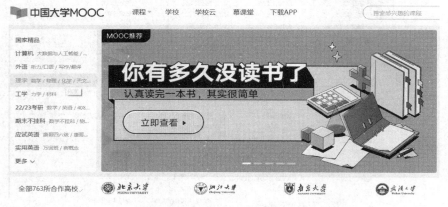

图 8-19　中国大学慕课网首页

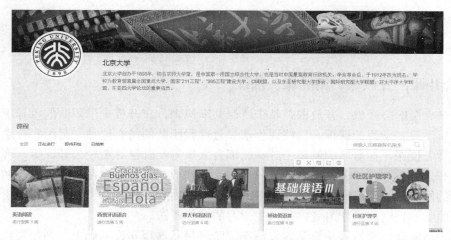

图 8-20　北京大学慕课课程

2. 慕课网

慕课网(http://www.imooc.com)是一个IT技能学习平台,针对学习IT技能人员所设,其开设课程情况如图8-21所示。

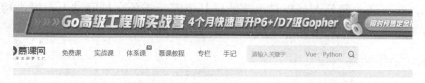

图 8-21　慕课网课程展示

3. 国家精品课程资源网

国家精品课程资源网（http://www.jingpinke.com/）是由教育部主导推动的国家级精品课程集中展示平台，汇集了海量国内外优质教学资源，可博览全球众多高校、企业的开放课程，包含资讯、视频、课程、资源、教材等各类资源服务项目，并提供相关资源的免费检索与下载。图8-22为该网站主页，图8-23为该网站课程中心界面。

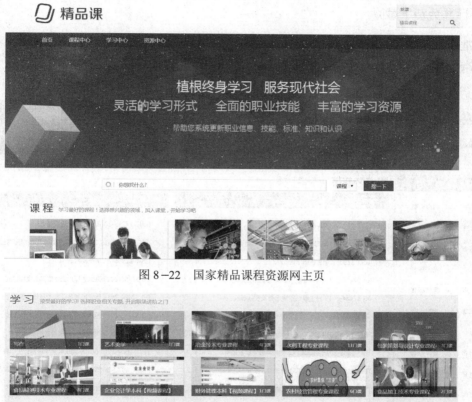

图8-22 国家精品课程资源网主页

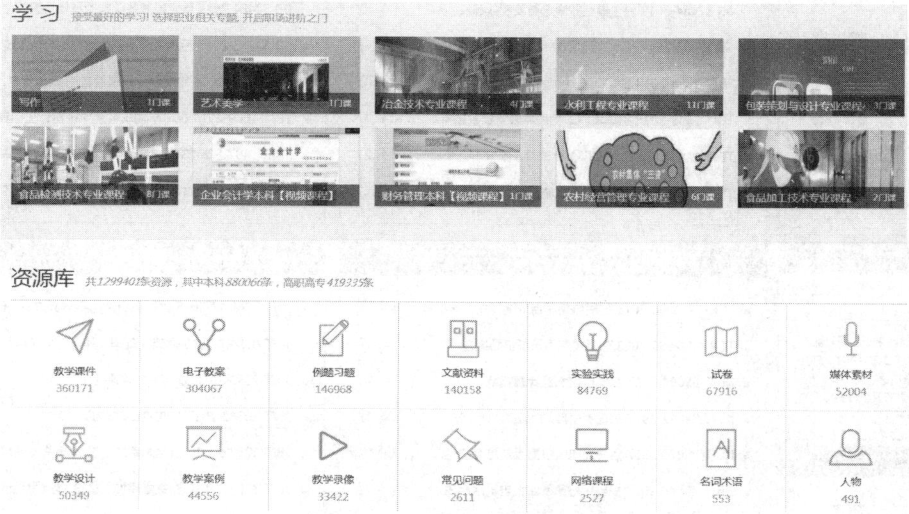

图8-23 国家精品课程资源网课程中心界面

8.2.5 标准

标准属于特种文献之一，我国国家强制性标准可免费下载全文阅读，其他标准实行收费使用。但部分网站提供标准全文免费下载，如行业、部门网站对本行业、部门标准提供免费下载，一些共享资源网站也有网友上传资源共享，但上传标准数量较少，且网站提供的检索功能平台较简陋，查找不方便。

1. 标准免费下载网

标准免费下载网（http://www.bzmfxz.com）是一个标准资源分享网站，收有国内外标准、行业标准，免费提供下载分享。如图8-24～图8-26所示，从首页直至标准全文。

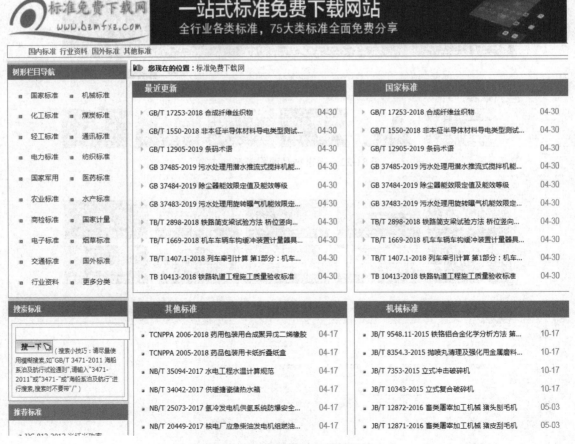

图8-24 免费标准下载网首页

第 8 章　网络开放资源检索

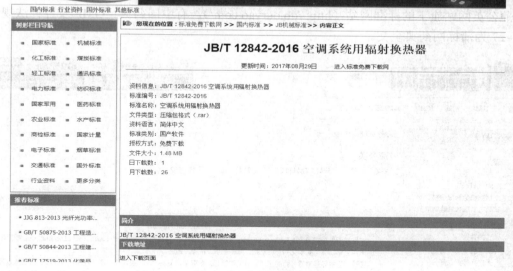

图 8-25　标准详细信息

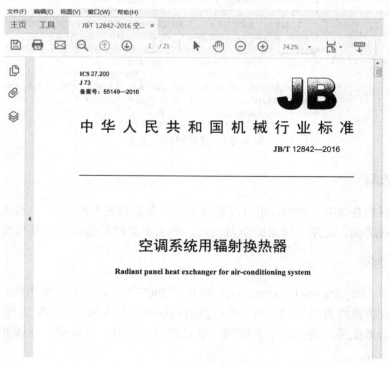

图 8-26　下载标准全文

2. 蒲标网

蒲公英网站旗下的标准网站（http://db.ouryao.com/），有中国药典、GMP 及各种法规等。图 8-27 为蒲标网药典全文。

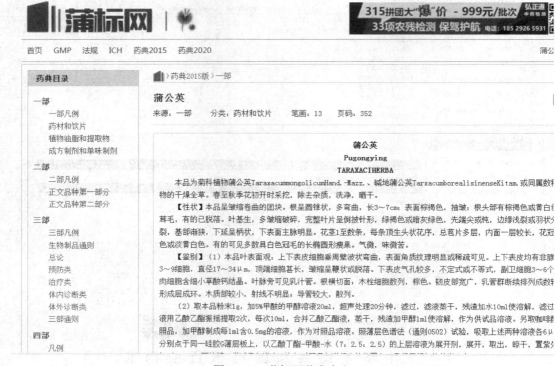

图 8-27　蒲标网药典全文

8.2.6　外语学习

外语学习网站有很多，例如，用百度教育搜索"英语免费在线学习"，搜索结果会出现很多个，针对不同层次、对象、需求的学习网站，但大多数网站包含有需要付费学习的项目。

1. 可可英语网

可可英语网（http://www.kekenet.com）创办于 2005 年，是一个以实用性、互动性、娱乐性为一体的专业公益性英语学习平台。可可英语网的资源较丰富，包括听力提升、口语提升、智力提升、英语考试等，可体验个人空间、学习群组、相册、背单词、在线测试等功能。资源如图 8-28 所示。

第 8 章　网络开放资源检索　　193

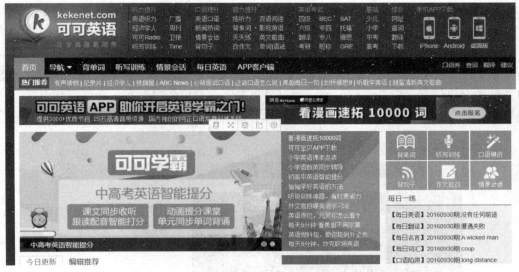

图 8-28　可可英语资源

2. 普特英语听力网

普特英语听力网（http://www.putclub.com）创建于 2001 年，隶属于成都维基科技发展有限公司，是目前中国最大的英语听力训练社区，以研究生、本科生和青年教师的英语学习为主，2012 年又开发了普特教育网。大部分课程需要付费，但有许多资源可免费使用。普特英语听力网如图 8-29 所示。

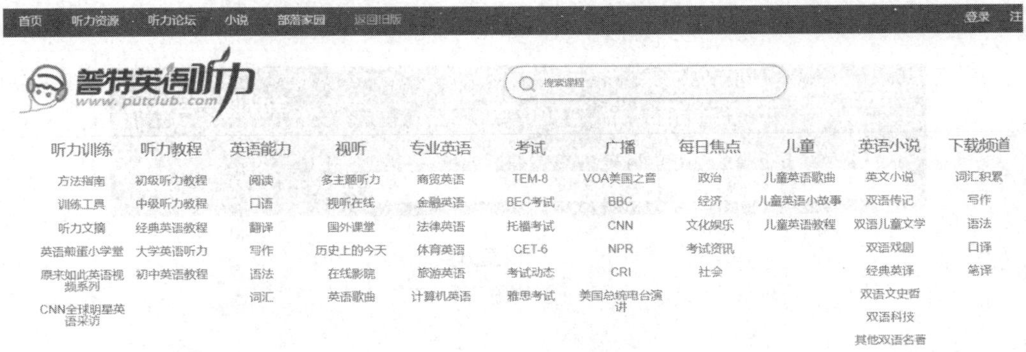

图 8-29　普特英语听力网

8.2.7　会议资料

会议资料是了解科学技术发展水平、最新动向，参考价值高的一类资料，一般由参加会议人员撰写,会议主办者汇集发布,是较难获得的一类珍贵资料。

1. 学术会议云网

学术会议云网(http://www.allconfs.org/index.asp)是发布专业学术会议信息的网站,提供国内外学术会议信息,以及会议预报、会议分类搜索、会议资料发布、会议视频点播、会议同步直播等服务,是了解最新高端科技信息的平台,其资源如图8-30所示。

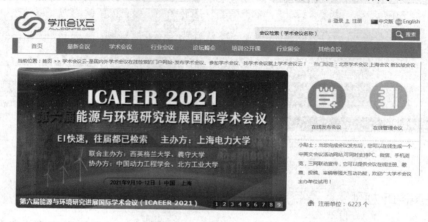

图8-30 学术会议云网

2. 全球医学会议网

全球医学会议网(http://www.globalconfs.com/)汇集世界各地区医学学术会议信息,提供简单检索,科室分类浏览会议召开信息等(见图8-31)。

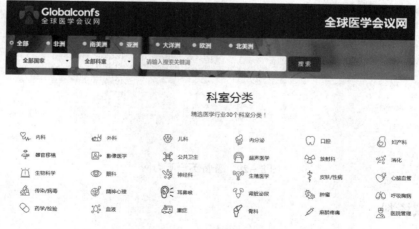

图8-31 全球医学会议网

8.2.8 医药类微信公众号

医药类微信公众号有以下几个。
- 慧植好帮手
- 环球科学
- 汇聚南药
- MAH 星球
- 原料药合成工艺开发
- 德斯特 cGMP 咨询
- 药通社
- 米内网
- 恒瑞医药
- 制药与工艺
- GMP 办公室
- 制药工程论坛
- 原料药工艺
- 药事纵横

本章仅介绍部分网络上的开放资源，选择的网站和实例并不一定是最著名和最典型的，在此仅为引导大家发现和寻找更多、更丰富的网络资源，寻找出最适合自己的、对个人最有用的资源，就是最好的资源。

网络上新资源层出不穷，资源共享也已成为全社会的共识和大趋势，关注和发现新资源，收集并加以长期积累，使之成为终身学习的贴身老师和随手可取的知识宝库，非常必要。

第 9 章

毕业论文、顶岗实习小结及报告的撰写

本科院校的学生在学业第四年，开始毕业论文的写作，而高职培养的是一线技术人才，故以安排顶岗实习，实习结束后总结的方式，采用顶岗实习周小结的形式。二者有明显的不同。下面详细说明。

9.1 毕业论文的撰写

9.1.1 什么是毕业论文

毕业论文是学生为获得专业资格的学位，在高等学校或研究院所的导师指导下从事某一学术课题的研究，为介绍其研究成果而撰写的论文。

毕业论文在写法上有 3 种：① 提出某一问题，用自己的研究成果加以回答；② 提出某一问题，综合别人已有的结论，指明另一种方向；③ 提出某一问题，用自己的研究成果部分回答。总之是在某一问题上提出自己的学术见解或解决这一问题的方法和意见。

9.1.2 毕业论文的四个基本特性

（1）内容上的学术性。不是概况介绍、调查报告或总结一类的文章，而是侧重于对事物进行抽象概括的叙述或论证，形成自己的学术观点。

（2）立论上的创造性。论文的基本观点来自对具体材料的分析和研究，所提出的问题在本专业学科领域内有一定的理论意义或实际意义，并通过独立研究，体现出作者的认知和看法。

（3）交流、传播的无序性。毕业论文一般不公开出版，而是以打印稿收藏或电子版储存在学位授予单位或国家法定的学位论文收藏单位，一般仅供单位内部使用。

（4）版式、装订的规范性。撰写学位论文的目的是供审查答辩之用，所以在版式上有严格的要求，如必须严格按照学位论文的格式进行论文的写作、参考文献的引用和论文的装订等。

9.1.3 撰写毕业论文的目的

（1）培养学生运用已学的知识独立分析、解决问题的能力。

（2）全面检测教学水平和教学质量，毕业论文是衡量高校教学水平和毕业生综合素质的重要依据。

（3）培养提高学生查阅文献、加工信息和获取新知识的能力。

（4）是完成学业的标志，也是获取学位的必需条件之一。

（5）对学生进行科学研究的基本训练，一次学术研究的初尝试。

9.1.4 毕业论文的组成部分

毕业论文包括前置部分和主体部分。

前置部分包括：封面、题名、中文摘要与关键词、英文摘要与关键词、目录。

主体部分包括：引言、正文、结论、参考文献、致谢、附录。

论文封面格式一般由学位授予单位统一印制，学生可根据封面的统一格式打印制作。具体项目包括中图法分类号、密级、编号、题名、申请学位级别、专业、指导教师、日期等。

题名又称题目或标题，是最恰当、最简明的词语反映论文中最重要的特定内容的逻辑组合。题名应简明、具体、确切，能概括文章的特定内容，符合编制题录、索引和检索的有关原则，一般不超过 20 个字。必要时可加副标题，用较小字号另行起排。

摘要应能客观地反映学位论文主要内容的信息，具有独立性和自含性。一般不超过 500 字，英文摘要的内容一般应与中文摘要相对应，中英文各占一页。摘要包含以下内容：

（1）研究目的；

（2）研究的主要内容，完成了哪些工作；

（3）获得的基本结论和研究成果，突出论文的新见解；

（4）结论或结果的意义。

关键词是反映论文主题概念的词或词组，一般每篇可选 3~8 个。中文关键词应尽量从《汉语主题词表》中选用。未被词表收录的新学科、新技术中的重要术语和地区、人物、文献等名称，也可为关键词标注。中、英文关键词应一一对应，分别排在中、英文摘要的下方。中文关键词之间用空格分隔，英文关键词之间用分号分隔。

引言又称为前言，属于整篇论文的引论部分，其写作内容包括研究的理由、目的、背景、前人的工作和现在的知识空白，理论依据和实践基础，预期的结果及其在相关领域里的地位、作用和意义。引言应言简意赅，不要与摘要雷同，不要成为摘要的注释。前言并不是必需的，其篇幅也应视论文篇幅的大小及论文内容的需要而定。

论文的结论部分是最终的、总体的结论，但不是正文中各段的小结的简单重复。结论应该准确、完整、精练。结论部分的写作内容一般应包括以下几方面。

（1）本文研究结果说明了什么问题，得出了什么规律，解决了什么理论或实际问题。

（2）对前人的有关看法做了哪些修正、补充、发展、证实或否定。

（3）本文研究的不足之处或遗留未予解决的问题，以及对解决这些问题的可能关键点和方向。

参考文献。学术论文后列出参考文献的目的是：尊重别人的学术成果；反映真实的科学依据，文责自负；指明引用资料的出处，便于检索利用。

国家标准《信息与文献　参考文献著录规则》（GB/T 7714—2015）对参考文献的标注方法、参考文献的著录项目与著录格式作出了详细的规定。

附录是作为论文的补充部分，并不是必需的。为了论文的完整，编入正文又有损于正文的处理和逻辑性，这一类材料包括比正文更为详细的信息研究方法和技术的描述，对于了解正文内容具有重要的补充意义；由于篇幅过大或取材于复制品而不便编入正文的材料；某些重要的原始数据、数学推导、计算程序、注释、框图、统计表、打印机输出样片、结构图等。

9.1.5　毕业论文的写作步骤

论文写作分为 7 个基本步骤：选题、资料收集、开题、拟定提纲、撰写初稿、修改定稿、答辩。结合本门课程的性质，着重介绍论文如何选题与如何收集资料。

1. 选题

选题决定论文的价值，也关系学术研究的成败，一个好的选题是论文成功的一半。选题须遵循 4 个基本原则。

（1）价值性原则。判断一个选题是否有科学价值，必须看选题是否能推动社会发展服务。凡是有利于推动社会发展的选题，就是有科学价值的选题。这是选择科研课题的一个基本原则。几种基本选题有补白型选题、开拓型选题、提出问题型选题、超越型选题、总结型选题、争鸣型选题等。

（2）可行性原则。学术论文的选题必须考虑完成的现实可行性，必须从研究者的主客观条件出发，选择有利于展开、有利于完成的课题。在专业范围内或紧密联系所学专业来选题，要对选题有浓厚的兴趣，要考虑收集和查找资料的可能性，选题大小要适中，要量力而行。

（3）合理性原则。所选课题要合乎事物自身发展的客观规律，符合人类社会发展的客观规律，像"永动机"一类违背自然规律、永远不能实现的课题，就是不合理的选题，也没有任何研究价值。

（4）创新性原则。对现有知识水平要有提高和更新。学术研究是在前人的基础上进行的，但不能照搬照抄，应在前人的基础上有所突破，提出新的见解。选题要有创新性，要从基本文献资料着手，了解该学科的研究历史与现状，明确过去的研究成果，已达到的程度及今后要解决的问题，从而选定论题。

选题来源途径基本分两种，一种是老师推荐，即由老师指定研究题目；另一种是自行选定，即自主确定选题，主要从大量阅读资料开始，或者结合学科热点调研。

就题目进行学科热点调研，可从 NSTL 热点门户、CALIS 学科导航、CNKI 知识搜索、VIP 科学指标及万方学术统计上面获取热点，同时结合老师讲授、自身学习情况及社会实践经历来进行引证。

其他研究热点的直接获取方式有：万方学术统计报告分析、维普学术前沿研究分析等。

2. 资料收集渠道和方法

资料收集渠道和方法主要有两个，一是实体资源，包括书库、报刊阅览室、论文阅览室、过刊阅览室等，可供查阅纸本文献；二是大量运用虚拟资源，包括谷歌学术、超星、读秀、CNKI、万方、维普等数据库。

检索的文献类型主要有：期刊、毕业论文、图书、网络资源及其他类型。

资料收集途径如下。

1）研究

根据课题需要，明确实验目的，人为创造条件，通过观察、分析研究对象的变化，找出其中的规律，从而得出一定的结论。

2）调查

为达到某一目的，有计划地向特定的个人、群体了解某一方面的内容。常用的调查方式有开会、采访和问卷 3 种。

3）利用图书情报机构

图书情报机构是指图书馆、资料室等各种专门向读者和用户提供资料服务的单位与部门，善于利用图书情报机构可为资料收集提高效率。

检索文献资料主要有 3 种方法。

（1）追溯法。这是以已掌握的文献资料后面的参考文献目录为线索，追溯查找其他文献的检索方法。再通过新发现的文献后的参考文献目录检索，以此类推，扩大检索范围，不断地追溯下去。

（2）常用法。常用法都需要利用检索工具，又分顺查、倒查和抽查 3 种。所谓顺查，是指由远到近地查找文献资料；倒查是由近到远地查找资料；抽查是在课题研究发展的基础上，确定重点时期，集中、重点地检索文献。

（3）混合法。混合法是将追溯法和常用法结合起来使用，此方法的优点是容易找到自己所需要的文献资料，检索效率高。

4）借助互联网

互联网借助搜索引擎，是获取资料最方便、快捷的现代化手段。虽然互联网的资料丰富，但资料的真实度、可信度往往需要查证，所以既要高度重视互联网，又不能过度依赖它。

具体检索方式前面章节也有详细介绍，衡量检索的效果有两个指标：查全率与查准率。

查全率：所查到的相关文献占系统内全部相关文献的比率。

查准率：所查到的相关文献占全部检索出文献的比率。

影响查全率、查准率的因素有两个：客观上，数据库本身信息的质量，著录标引水平，检索功能是否完善等；主观上，用户对课题的了解分析程度，选择的工具是否恰当，检索词提取及检索式拟定是否恰当等。

查全率与查准率二者经常存在互逆的关系。因为通常为了提高查全率会扩大检索范围，而导致不相关文献出现的也增多，从而查准率下降；为了提高查准率而缩小检索范围，会导致很多相关文献被漏掉，从而降低了查全率。

文献信息的收集和整理是从事科学研究与论文写作前期的准备工作。要想在不长的时间里收集到一定数量且质量较好的材料，必须遵循一定的原则和方法。第一，要明确目的，就是要根据写作的范围、对象来收集自己所需要的材料；第二，要注意新颖性，就是要收集那些能表现新事物、新思想、带有时代气息的材料；第三，要着眼材料的价值，就是要收集那些对写论文有实际用处的材料；第四，要讲求准确性，材料准确与否直接影响论文的质量，只有准确、真实、无误的材料才能得出正确的结论。

3. 开题

顾名思义，开题就是开始课题，毕业论文在开始课题时需要提交开题报告，就是当课题确定研究方向之后，课题负责人报请上级批准的选题计划，一般是填表格的形式。主要包含以下几个部分内容。

（1）论文名称；

（2）论文研究的目的、意义；

（3）国内外研究的历史和现状；

（4）论文写作的目标；

（5）论文写作的方法；

（6）研究步骤；

（7）导师意见。

4. 拟定提纲

提纲是一篇文章的骨架，有了提纲为依据，作者才能有条不紊、胸有成竹地去完成论文，提纲能突出文章的重点、层次，反映作者的写作思路。

5. 撰写初稿

有了提纲，就能开始撰写初稿，一般称之为行文，即就骨架添血加肉，主要的任务是分析问题、论证观点。依据掌握的材料来证明自己论点的正确性或证明某一观点的错误性，论证的方法有很多，如"摆事实、讲道理"的例证法；引用名言警句、公式公理的印证法；相同、相近事理的比较法；因果关系的因果法等。值得注意的是，一篇论文通常不是只采用一种方法，也不是所有的方法都需要使用。力争掌握不同的材料，选择不同的论证方法，以取得最好的论证效果为目的。

6. 修改定稿

修改论文是对自己的文章进行修饰，一篇优秀的毕业论文是所学知识和成果的体现。文章都是改出来的，不经过认真思考、反复阅读、多次修改是很难写出好文章的。首先应该推敲的是论点是否阐述清楚、证据是否充分；其次要看结构是否合理，文章的前后衔接、因果关系是否得当；最后是语言的修饰和格式的调整，语言的修饰包含了字、词、句的修饰；格式的调整包含了字号、字体、行间距等。

7. 答辩

论文答辩是审查论文的一种补充形式，其目的是进一步考查作者对论文中的基础知识的掌握程度、独立完成论文的真实性及作者的思维能力、应变能力和口头表达能力。

9.2　毕业论文查重及学术不端

9.2.1　学术不端

根据中华人民共和国教育部令第 34 号《学位论文作假行为处理办法》第三条规定：
（1）购买、出售学位论文或者组织学位论文买卖的；
（2）由他人代写、为他人代写学位论文或者组织学位论文代写的；
（3）剽窃他人作品和学术成果的；
（4）伪造数据的；
（5）有其他严重学位论文作假行为的。
称学位论文作假行为。很多高校都明确规定，如果检测重复率超过学校规定范围，就会被延迟毕业甚至取消学位。

9.2.2　论文检测系统

现在提供论文检测的机构主要来源于三大中文期刊数据库：
（1）中国知网论文检测系统（CNKI）；
（2）万方论文相似性检测系统；
（3）维普检测系统。

9.2.3　检测系统数据库对比

CNKI 主要包括 1994 年以来的期刊论文、报纸、博硕士学位论文及全国重要会议论文等，

2 350 种科技期刊全文，总量已达 6 020 余万篇，是目前最全面的中文数据库。

万方数据库主要收录 1998 年以来国家级学会、协会、研究会组织召开的会议论文，4 529 种科技类期刊全文。

维普网自 1989 年以来共收录有中文期刊 12 000 余种，全文文献 6 000 多万篇，中文报纸 1 000 余种，外文期刊 4 000 余种，以及十多亿个网页资源。

但软件毕竟是人工设置的一种机制，里面内嵌了检测算法，只要摸清其中的机理，通过简单的修改，也能成功通过检测。不少学生却抓住这个漏洞想蒙混过关，具体做法有以下几个。

（1）将大段落分割成小段落。

（2）文章中所有的字间插入空格。

（3）抄袭那些没有在数据库中的书籍，因为书籍中的经典部分很可能已经被人引用而进入数据库，容易被检测出来。

（4）不同文章抽取不同章节拼接成新文章，以句子为最小单位，这对抄袭检测的结果影响几乎为零。

（5）将抄袭句子的后面标注参考文献，抄袭库、引用算法不同，只要不过度引用就能躲过检测。

（6）打乱一句话的顺序，由于采用模糊算法，只要关键词被替换就不会标红。

（7）直接删除标红的句子，不过模糊算法会自动关联前后句，这样修改会引起"蝴蝶效应"。

9.2.4　修改论文方法

（1）论文放置法。写论文不能着急，不是一时半会就能完成的事，写好论文之后放置一段时间，转化自己的固化思维，这样容易发现深层次的问题。

（2）朗读法。将自己的论文大声朗读出来，读一读，那些不恰当的字句，不顺口的地方就会暴露出来。

（3）求教法。三人行必有我师，个人的认知是有限的，集思广益多听别人的意见容易发现自己看不到的问题和毛病。

9.3　顶岗实习小结与总结的撰写

高等职业技术学院培养人才的目标是培养一线技术岗位人员，需要毕业生有很强的实际操作能力，毕业生的能力与用人企业的要求零距离。因此，学校在学生学业的最后阶段，大多会安排学生到企业进行顶岗实习，期间学校会要求学生按期写出实习小结和总结报告。

9.3.1　顶岗实习及小结、总结

顶岗实习阶段小结要求学生在实习的每一阶段，如 10 天作为一个阶段，进行一次书面文

字小结，小结包括在实习岗位上做了什么，与学校所学知识的结合情况，自己有哪些收获，遇到什么问题，如何处理这些问题，需要学校给予哪些指导和帮助，以及对岗位的意见和建议等。小结对增加实习效果、保障实习真实有效进行起到很好的作用。教师对学生每次的顶岗实习阶段小结进行评阅，掌握学生实习进程并进行即时互动的指导。在批复过程中教师将发现的问题进行汇总分析，以透过问题表象，深层次地寻找问题的内在原因，有针对性地采取有效措施。最后阶段实习生汇总一下，形成总结。

9.3.2　顶岗实习的目的

顶岗实习的目的主要有以下几点。
（1）通过顶岗实习，使学生走向社会，接触本专业工作，拓宽知识面，增强感性认识。
（2）培养、锻炼学生综合运用所学的专业知识和基本技能，提高独立分析和解决实际问题的能力；把理论和实践结合起来，提高实践动手能力。
（3）培养学生热爱劳动、不怕苦、不怕累的工作作风。
（4）培养、锻炼学生交流、沟通能力和团队精神，实现学生由学校向社会的转变。
（5）检验教学效果，为进一步提高教育教学质量、培养合格人才积累经验。

9.3.3　顶岗实习各阶段及小结的撰写

学生必须按照学校要求，按时书写顶岗实习小结，最后写出顶岗实习总结，此任务一般在几个月内完成，顶岗实习小结的撰写是伴随着顶岗实习全过程进行的，一般分成几个阶段，具体如下。

1. 初识单位阶段

学生初到一个企业、单位实习，应该对实习单位进行一个全面的了解，如企业或单位的性质、主要产品、主要组成部门、企业规章制度要求、企业文化。实习上岗，也要先了解岗位的要求，操作规范等，这些都可以写进小结中。

有的企业还进行岗前培训，培训内容如设备设施的认识、操作要求、安全要求、考勤要求等，也要写进小结中。

带岗师傅介绍的操作中的各种注意事项等内容都可以写入小结。初到一个企业，一切都是全新的认知，应该有很多可写的东西。

2. 初识岗位阶段

初到一个新岗位，由带岗师傅负责向学生介绍岗位各项事务，认识岗位是什么、做什么、用什么、注意什么，以及特殊要求，带岗师傅会一步步从低到高逐步带领学生学习，注意学习和观察带岗师傅的教导，记下要求和注意事项，不要急于动手，这些都可以写入小结中。

3. 掌握岗位阶段

这一阶段是实习的主体阶段，学生初步掌握岗位操作要求，部分岗位或任务可以独立操作，这一阶段要注意，将岗位实习内容与学校教学课程和书本内容相结合，深刻理解学校学到的理论知识和实践中的体验，举一反三，从表面到内涵，收获更大，可以写出许多的感悟。特别要注意，成为一个合格的职场人，不能仅仅是业务上的操作，应该是全方位的成长，所以要注意技术以外的学习，包括企业文化、沟通、人际交往等，全面学习才能全面成长。其间可能会有各种不同的工作任务和岗位调换，新的任务和工作内容都是可以总结的材料。

4. 收尾总结阶段

学生应将从初至企业或单位（就是小结的第一篇起），至最后阶段的所有小结全部汇集到一起，形成一个完整的实习全过程记录，从中精练汇集个人成长的经历及收效，书写成整个顶岗工作总结。

9.3.4 顶岗实习小结、总结易存在的问题

顶岗实习小结和总结中出现的问题多种多样，具体如下。

1. 结构、文字、内容混乱

小结和总结内容与实习岗位工作不符，如技术岗位总结基本无技术内容，结构混乱，偏离实习主题，文字上常出现无条理、语句不通、语言贫乏、错别字多等问题，表现出文字撰写能力差。

学生在实习中经历过很多事例，却只有感叹，没有总结出来从中学习到什么。有些表现出无内容可写，应付总结。主要原因有：思路没打开，不注意观察、不善于收集信息，看见现象却无思考，尤其是对技术内容的小结和总结，对技术的掌握和理解不够，无法把控书写内容。

2. 不能独立完成总结

学生在实习中遇到问题，参考了教科书或课堂教师讲授过的内容，总结中仅罗列这些内容，没有总结自己理解后的体会和知识利用，这是学生不能把课堂学习到的东西同自身实践相结合，仅进行了浅层次的照搬，缺乏思考所致。一些学生的总结完全照搬网上他人的总结，个别的学生甚至全部抄袭。原因是学生没有真正进行顶岗实习，或者是找不到适合的企业，或者是有个人发展计划和安排，在没有征得学校同意的情况下，自行安排岗位。也有部分学生是准备继续升学深造，需要利用此段时间进行复习备考，而没有进行真正的顶岗实习。也有个别学生因为已经就业在岗太忙碌。以上种种原因致使部分学生无法按要求写出顶岗实习阶段总结。此外，也确有学生故意抄袭，行为恶劣。无论任何原因，都不能作为抄袭的理由。

3. 流水账式总结

有的学生只将每日工作进行简单记录，平淡枯燥，形成一些流水账、日记式总结。究其原因是不会总结，将流水账、日记记录当成总结，没有在平凡工作中寻找规律和发现问题，没有深入思考，也没有积累经验的意识，没有掌握在收集、汇总、提炼基础上再总结的技巧。

4. 情绪宣泄式总结

一些学生在总结中表现出对顶岗工作的消极报怨情绪，感觉不能体现自身价值，现实与理想有差距，对工作中的苦、累和严格要求难以接受。这都是就业前对职场、职业认识稚嫩的表现，是学生向社会劳动者身份转型初期的正常反应。

9.3.5　如何撰写好实习小结与总结

（1）消除存在的懈怠思想。实习时间很短，学生在实习中要避免虚度时光、拖延懒散。不认真实习与总结想法。职业生涯是由一段一段的阶段工作组成的，要重视每一段时间，充实地度过，不要虚度人生。许多学生习惯拖延，不到最后一刻不动笔，造成不能按时完成小结的后果。

（2）养成多听、多看、多观察、多记，做学习上的有心人，就会发现身边可学习的内容、可记录的内容很多，要拓宽思路，多角度学习，多方面磨炼，将每一时刻、每件小事都作为学习的材料，从平凡小事中悟出人生大道理。

（3）提高学习能力。实习之初，面对岗位的繁杂任务，不知道如何入手和起步，无个人成长计划和应对外界情况变化的变通能力，以致长时间不能正常开展实习，在总结中就表现出混乱、焦虑、无所事事等情绪。需要学生事先通过企业调研，作好实习计划，作好应变预案，有充足的心理准备，面对各种情况都能抓住切入点，尽快进入角色。

（4）提高信息敏感度。很多实习学生信息意识弱、观察能力不足。实习岗位需要多看、多想，再多做，观察师傅和他人如何做，他人成功和失误的原因和结果，从中学习和领悟。许多学生不善于观察，实习总结乏善可陈，或者表现出他人的事与己无关思想，这也是信息意识差的表现。对于同一个单位、同一个岗位，有的学生收获很多，有的学生却收获甚微，这就需对学生加强信息教育，认识信息的重要性，引导学生对日常工作、事务多观察，发现规律，发现差异，获得经验，得到启迪。

（5）提高写作能力。许多学生的总结结构混乱、无条理，语句不通顺等，这与学生本身写作功底有关，但更多的是对总结的不重视。原因是学生没认识到，归纳整理写作能力对学生今后在职场的发展影响极大，要加强语言写作方面的教育，提高总结归纳写作的能力。

（6）拓宽思路，世上任何事物均有可学习之处。正面的可学，反面的也有经验教训，个人的经历可总结为自己的经验，他人的经历同样也可收作自己的经验或借鉴。

（7）主动工作和人际交往。主动性差，师傅叫做什么只做什么，无工作激情，无主动性，长时间不能融入企业环境。除个人性格原因外，放不下姿态，心态调整不够是重要因素。

学生要用积极主动、谦虚、热情、开朗、朝气、活泼、充满勇气的态度对待实习。积极向上，主动关心企业，接触他人，承担适合自己的任务，克服拘紧胆怯心理，展现最好的自己，更快地融入到企业环境中，从而学习到更多的东西。

（8）实习岗位工作大多枯燥、单调、辛苦，学生在总结中表现出消极抱怨、情绪发泄，这与学生的生活环境，以及对自身定位有一定关系，同样要加强人生、责任、磨炼的认识和正确自身定位的引导。

（9）技术性不强。作为医药理工科学生、实习岗位应该是与专业业务相关度很高的，但一些学生小结中充满了琐碎生活杂事，唯独与学业和岗位工作无关，失去了顶岗的意义，应该了解实习的目的、意义和重点是什么，避免造成宝贵的实习机会的浪费。

（10）好的员工，不仅是技术上要过硬，在遵守纪律、规范要求、完成生产任务、劳动态度上的表现是企业更加重视的素质要求，实习时要注意自身在这些方面的学习感受并总结出来。

（11）注意和学校学习的知识相结合，可有效提高总结的层次和质量。

（12）突出收获性内容。

由于各校顶岗实习要求不尽相同，实习小结和总结要求及格式也不尽相同，本书以某示范性高职院校的顶岗位实习材料为主，结合其他学校的材料为例，供学习参考。

附件1：

顶岗实习任务书

（适用于高等职业技术教育药学专业，节选）

顶岗实习是指学生根据药学专业教学计划的要求，在完成本专业全部专业课程学习之后，按照本专业教学计划的安排，在制药企业或药品销售、药房等部门进行实习。其目标是通过顶岗实习为学生预就业和已签订就业协议的学生提前就业提供实际经验，对学习到的专业知识和技能进行实践应用，帮助学生实现零距离上岗等。学生顶岗实习是专业教学的重要组成部分，是教学活动的继续，是提高学生的实践技能和专业能力的重要教学方式。

一、实习目的

顶岗实习是专业教学计划规定的重要教学环节，其目的有以下几个。

（1）通过顶岗实习，使学生走向社会，接触本专业工作，拓宽知识面，增强感性认识。

（2）培养、锻炼学生综合运用所学的专业知识和基本技能，提高独立分析和解决实际问题的能力；把理论和实践结合起来，提高实践动手能力。

（3）培养学生热爱劳动、不怕苦、不怕累的工作作风。

（4）培养、锻炼学生交流、沟通能力和团队精神，实现学生由学校向社会的转变。

（5）检验教学效果，为进一步提高教育教学质量、培养合格人才积累经验。

二、实习要求

1. 技术要求

1.1 教师能力的要求：企业指导教师应具有职业道德，来自行业、企业的生产一线，有丰富的实践经验，有 5 年以上或中级以上专业技术职称或技能等级证书，或者为有独特专长的能工巧匠，有一定的实践指导能力和沟通协调能力。学校指导老师应有中级以上职称，专业知识扎实，有职业教育的教学论和方法论的理论知识，实践能力强，有培养学生职业素质、岗位技能的能力。

1.2 学生学习要求：专业基础知识及基本技能要求。

（1）必备的思想政治理论、科学文化基础知识和中华优秀传统文化知识。

（2）本专业相关的法律法规及环境保护、安全消防知识。

（3）人体解剖、生理学等基础知识。

（4）药用化学基本概念。常见化合物结构及基本性质、常用定性定量分析方法。

（5）典型和常见药物的结构特点、理化性质、药理作用、临床应用、不良反应及药物相互作用。

（6）用药指导和药学服务基本知识与技能。

（7）处方审核、调配原则与基本程序。

（8）药品生产、检验基本方法、原理和适用范围。

（9）药品储存养护知识。

（10）无菌调配知识。

（11）常见疾病发病机制、临床表现、药物治疗。

（12）治疗药物监测及个体化给药知识。

（13）能熟练应用办公软件。

2. 环境要求

顶岗实习需校外实习单位要根据接收学生实习的需要提供实习项目，且根据项目大小合理安排实习学生人数及校外兼职指导教师数量，一般原则上每个单位同岗位实习学生数量不超过 4 人，每个兼职教师指导学生数量不超过 4 人。

3. 注意事项

顶岗实习主要在校外实训基地进行，教学工作以兼职教师为主，组织管理以专职教师为主。在实习过程中学生必须服从校外实训基地的安排，临时请假等必须通过兼职教师或校外实训基地管理人员的同意方可进行。请假时间超过 2 天必须报学校管理教师，请假 3 天以上必须书面报系管理部门，由相关负责人签字后方可请假。

三、实习内容

项目	任 务
药品生产岗位	1. 原料药物或中间体的生产及精制、烘干和包装操作
	2. 药品固体制剂生产、制粒、压片、制丸、包衣、胶囊制备、包装等操作
	3. 药品液体及半固体制剂生产
药品质量控制与检验	1. 样品前处理：药品检验抽样原则、数量、方法及样品常用前处理技术
	2. 样品鉴别：按药品质量标准进行药品鉴别试验，确保鉴别结果的可靠性
	3. 样品检查：按药品质量标准，准确地进行药品检查试验，确保检查结果的可靠性
	4. 样品含量鉴定：按药品质量标准项下的规定含量测定，确保测定结果的可靠性
	5. 撰写药品检验报告单：按照规范格式书写药品检验原始记录，核对、复核并正确出具药品检验报告单
药品调剂	1. 审核处方：在执业药师或药师指导下对处方前记、正文、后记进行审核
	2. 调配处方：按处方上药品名称、剂型、规格、数量及时调配，确保调配准确无误
	3. 核对处方：对调配完成后的药品逐一核对，确保处方与实物匹配
	4. 发药、用药指导：按照"十查四对"进行复核、发药，并进行合理用药指导

四、成果（作业）形式

（1）在顶岗实习期间，学生每2周应在顶岗实习网站上提交自己的两周小结。每次小结字数不少于400字，内容应根据自己2周实习期间所遇到的问题及相应解决方法等进行阐述。

（2）小结应按时提交，如由于特殊原因或实习基地条件有限无法提供网络支持者，可申请由校内指导教师代为上传。

（3）顶岗实习完成后，学生应提交不少于5 000字的顶岗实习技术总结。

五、评价与考核

1. 考核负责人

班组、企业、学校指导教师共同考核评价。

2. 考核内容

（1）实习小结：由学校指导教师评定，占70%；

（2）实习表现：由企业指导教师评定，占10%；

（3）技术总结：由学校指导教师评定，占20%；

3. 考核成绩等级

成绩分优秀、良好、中等、及格、不及格五个等级。

附件2：顶岗实习技术总结格式

技术总结（报告）标题

系　　　　部：＿＿＿＿＿＿＿＿＿＿

专　　　　业：＿＿＿＿＿＿＿＿＿＿

班　　　　级：＿＿＿＿＿＿＿＿＿＿

姓　　　　名：＿＿＿＿＿＿＿＿＿＿

学　　　　号：＿＿＿＿＿＿＿＿＿＿

学校管理教师：＿＿＿＿＿＿＿＿＿＿

企业指导教师：＿＿＿＿＿＿＿＿＿＿

二〇＊＊年＊月

学生顶岗实习计划表

班级		姓名		学号	
性别		学制		专业	
实习单位					
到岗时间				实习期限	
顶岗实习计划	三月				
	四月				
	五月				
	六月				
实习结束时形成的职业能力、职业素质或预期工作成果					

****专业顶岗总结

中文摘要

目　录

正　文
××公司××岗位顶岗实习经历分析

一、××公司背景描述（600字左右）
二、顶岗实习情况分析（3 000字左右）
1．顶岗实习经历（800～1 200字）
2．岗位职责描述（300字，可以配相关照片及文字说明）
3．工作流程描述（部门流程、岗位流程）（500～800字，可以配相关照片及文字说明）
4．工作岗位所需知识及技能描述和分析（500～800字，可以配相关照片及文字说明）
5．工作岗位中存在问题的分析及解决办法（500～800字，可以配相关照片及文字说明）
三、已学知识及技能的使用情况、所欠缺知识及技能的分析（600字）
四、收获与分析，含对自己未来职业发展的规划及分析（800字）
要求总结字数5 000字以上。

附件3：顶岗实习综合成绩评定表

班级		姓名		专业		民航服务
顶岗实习单位				实习岗位		

<table>
<tr><td rowspan="2">管理教师对学生顶岗实习的综合评价（30%）</td><td colspan="6"></td></tr>
<tr><td>管理教师评价</td><td>□优秀</td><td>□良好</td><td>□中等</td><td>□及格</td><td>□不及格</td></tr>
<tr><td rowspan="7">答辩组综合审议</td><td>实习单位对学生评价意见（30%）</td><td>□满意</td><td colspan="2">□基本满意</td><td colspan="2">□不满意</td></tr>
<tr><td rowspan="2">报告撰写的规范性（5%）</td><td>□规范</td><td>□比较规范</td><td rowspan="2">报告的"专业技术"应用状况（5%）</td><td>□突出</td><td>□比较突出</td></tr>
<tr><td>□基本规范</td><td>□不规范</td><td>□基本突出</td><td>□不突出</td></tr>
<tr><td rowspan="2">学生自述及答辩情况（30%）</td><td colspan="5"></td></tr>
<tr><td colspan="5"></td></tr>
<tr><td>答辩环节评价</td><td>□优秀</td><td>□良好</td><td>□中等</td><td>□及格</td><td>□不及格</td></tr>
<tr><td colspan="6"></td></tr>
<tr><td colspan="2">答辩组评定的顶岗实习综合成绩</td><td colspan="6"></td></tr>
<tr><td colspan="2">答辩组教师签字</td><td colspan="6"></td></tr>
</table>

附件4：学生顶岗实习小结实例

1. 如何处理与资深同事的关系

首先，我觉得应该确立一个原则，就是，既然是小朋友，就不要努力去装大人。

我到公司有段时间了，从心底觉得同事们都挺好相处的，只是对待事情的处理方式不同，有时可能会产生一点摩擦。这时候，我通常会选择接受同事们的建议，毕竟他们工作年限比我长，比我资深，对问题更有发言权，如果我不管不顾就跟他们顶嘴，那我的人际关系一定会变差的，而且别人会认为我很自负。有一次，领导安排我去接待一个客户，该客户从外地过来，我感到很紧张，因为之前我没有过独立接待客户的经验，很怕不小心得罪客户。我精心准备了文件，整理了一下仪容仪表，就打算往约定地点走。这时候，公司一位资深的同事叫住我，她让我别打扮得太漂亮，就这么提醒了我一句，我当时心里有点不高兴，觉得她是不是故意整我，我觉得去见客户当然得注意形象啊。犹豫了一下，我还是决定听她的，化了淡妆，穿着正装去了。后来证明，同事是对的，如果我穿得太过隆重，客户就会觉得是不是我们公司有别的想法，会认为我们看低了他，这样影响就不好了。我很庆幸，选择了相信同事。

其次，我认为无论任何场景，在人情上，不装肯定比装更能获得别人的好感。不懂就问，而且尽量诚恳的多问，多倾听，少表达。一方面告诉同事，我在工作中是可以信赖的同伴；另一方面，在生活中，我也是和他们一样的职场人。

最后，生活中有很多小事、信息，都是对别人有帮助的。网络上看来的技术信息，促销打折，优秀的电影预告，名人访谈，搞笑段子……平时细心一点，观察别人各自的喜好，尽量去和同事分享他们可能喜欢的东西，而不是我喜欢的东西。不论是物还是信息，始终抱着分享的心态，而不是讨好的心态。同样的行为，心态的不同，所表现出来的东西其实也是不同的。而且这些东西的积累，对自己日后的成长也有很大的帮助。早了解一些，并没有什么不好。

教师回复：本次小结，主要是关系人际关系方面的。职场中做人和做事都很重要，做人甚至更重要，所谓"七分做人，三分做事"。做事你很快就会掌握，只要努力认真完成好，相对容易，但做人却是无止境的，受多方因素影响，难度大得多，能思考如何做人，代表了你能更深入地看待和思考问题了，很好。

2. 细致再细致

我最近都在负责材料送检，乍看之下觉得送检没什么技术含量，可是只有接触过的人才知道，不同的质检站有不同的要求，不同的规律，每次送检都要准备齐全，否则就有可能白跑一趟，一点点的马虎大意都可能导致众多准备前功尽弃。而且送检的材料必须事前分门别类，还要把后续工作做好。

想把材料送检这项工作做好、做熟、做精，我还得不断学习，不断进步。要做好这项工作，还要学会制订计划，安排时间，各方联系，确保准备工作已经做完全了。

同时，我还在做各种材料的进场检验、记录、台账。我觉得我的整理、组织能力还有待加强，不过我会向其他所有人学习，不断进步！

教师回复：材料送检看似是小事，但是对工程实体的质量有着决定性意义。台账记录可以参照会计的入账出账的方式来做，除了项目上的软件，也可以试着用 Excel 编制自己的管理文件，这样可以更加方便地管理材料台账。

参 考 文 献

[1] 时雪峰，龚宏. 科技文献信息检索与利用[M]. 5版. 北京：北京交通大学出版社，2020.
[2] 高巧林，章新友. 医学文献检索[M]. 3版. 北京：人民卫生出版社，2021.
[3] 罗爱静. 科技文献信息检索[M]. 3版. 北京：人民卫生出版社，2015.
[4] 李希滨. 信息技术与文献检索[M]. 北京：人民卫生出版社，2019.
[5] 余丽，陈辉芳. 医学文献检索[M]. 武汉：华中科技大学出版社，2020.
[6] 戴庆. 信息检索与应用[M]. 北京：人民邮电出版社，2014.
[7] 郭百灵，刘建新. 毕业论文写作与答辩[M]. 济南：济南出版社，2015.
[8] 于光. 信息检索[M]. 北京：电子工业出版社，2010.